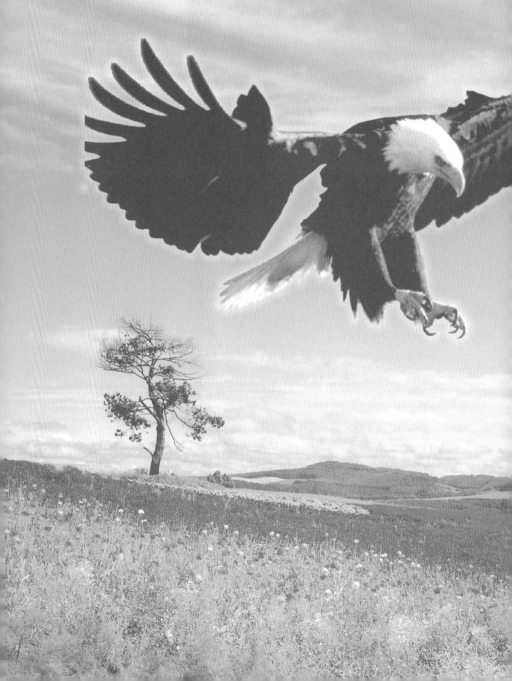

大展好書　好書大展
品嘗好書　冠群可期

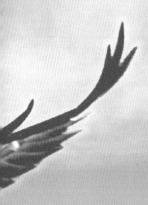

大展好書　好書大展

品嘗好書・　冠群可期

休閒保健叢書42

艾　灸
助陽絕招
附 VCD

王　穎
戴儉宇　主編
王樹東

品冠文化出版社

前言

　　艾灸療法已有五千多年的歷史，是我們的祖先長期與疾病搏鬥中發展起來的防病治病方法。艾灸療法預防和治療疾病的範圍廣泛，作用獨特，操作簡單，攜帶方便，療效確切，價格低廉，易學易懂，基本沒有毒副作用，安全可靠，既可養生保健又可防病治病，這些突出優勢使其在醫學迅猛發展的今天，仍是百姓所喜愛的一種治療方法，並不斷煥發出新的生機和活力。

　　艾灸療法使用的材料，最早是樹枝，後來發現「艾」不僅容易點燃，且有溫通經絡、祛風散寒、扶陽固脫、消瘀散結等藥理作用，所以用艾作為灸的材料，得以廣泛的應用。我國歷代針灸醫家在使用艾灸療法後積累了豐富的經驗並總結出多種操作方法，至今針灸醫生和針灸愛好者都在應用。

　　艾灸療法能夠激發人體陽氣，特別對虛寒性病症具有獨特的治療作用，正如李時珍在《本草綱目》中所云：「艾葉生則微苦太辛，熟則微辛太苦，生溫熟熱，純陽也。可以取太陽真火，可以回垂絕元陽。」

　　現代大量實驗研究表明，艾灸療法透過對施灸腧穴的

溫熱刺激及艾燃燒時釋放揮發油等多重作用，可對全身多系統發揮調整作用，進而實現抗炎、抗自由基、抗過敏、降脂、調節微循環、抗衰老等作用。因此，我們組織有關專家，編寫了《艾灸助陽絕招》。

本書系統介紹了艾灸療法，包括艾炷灸、艾條灸、溫針灸、溫灸器灸的各種艾灸方法。還介紹了艾灸的適應證、禁忌證和注意事項等。重點介紹了艾灸能扶助陽氣、緩解各種症狀、治療常見病、緩解疼痛、美容美體等方法，包括疲勞、睡眠不好、精力減退、手足冰冷、大便不暢、感冒、慢性支氣管炎、慢性胃炎、膽囊炎、心律失常、高血壓、高血脂、肩周炎、頸椎病、腰痛等，對這些症狀和疾病的取穴、操作方法、治療時間、日常保健等進行了詳細的介紹。

配有光碟，光碟中介紹了艾灸療法的動態演示，包括艾炷的做法、溫針灸的做法以及各種疾病的取穴定位、穴位圖示等。全書內容實用，可操作性強。

艾灸療法助陽暖身、緩解疲勞的作用特色與現代社會人群亞健康狀態難於治療實現了高度契合，剛好可以發揮艾灸療法的獨特優勢，願所有的人都能陽氣充盛，健康長壽。

編著者

目　錄

第一章

艾灸療法簡介

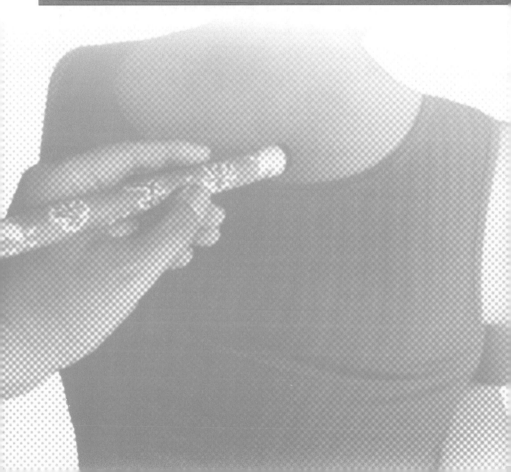

　　艾灸療法是針灸學的重要組成部分，屬於自然療法範疇，是我國中醫學寶庫中的璀璨明珠，具有鮮明的民族特色。長期以來，灸法作為中華民族的偉大發明，為人類健康有極大的貢獻。灸法是藉助灸火的溫熱以及藥物的作用，透過經絡的傳導，達到溫經散寒、扶陽固脫、消瘀散結和防病保健的一種外治方法。

　　事實表明，灸法具有諸多優點，如治療病症範圍廣泛，作用獨特；操作簡單，攜帶方便，療效確切，價格低廉，易學易懂；基本沒有毒副作用；安全可靠，既可養生保健又可防病治病。這些突出優勢使其在醫學迅猛發展的今天，仍是百姓喜愛的一種治療方法，並不斷煥發出新的生機和活力。

　　灸法也是民間傳統療法精華的集中體現，《靈樞‧官能》云：「針所不為，灸之所宜。」《醫學入門》亦強調：「凡病藥之不及，針之不到，必須灸之。」均說明灸法可補針藥之不足，是一種值得研究和大力推廣的防治疾病、強身健體的外治方法。灸法歷史悠久，源遠流長，從灸法的發展歷史來看，灸法起源於遠古，形成於秦漢，發展於晉唐宋，成熟於明代，在清代有所衰落，於西元6世紀東渡日本，17世紀經日本傳入歐洲，歷經曲折，在現代獲得極大發展，展示了廣闊的前景。歷代針灸名家大多提倡針、灸並用，且對灸法理論及實踐多有創新，從而極大地豐富了灸法的內容。

　　艾灸療法適宜治療病症廣泛，特別是對虛寒性病症具有獨特的治療作用，正如李時珍在《本草綱目》中所云：「艾葉生則微苦太辛，熟則微辛太苦，生溫熟熱，純陽也。可以取太陽真火，可以回垂絕元陽。」現代大量實驗研究表明，艾灸療法

透過對施灸腧穴的溫熱刺激及艾燃燒時釋放揮發油等多重作用，可對全身多系統發揮調整作用，進而實現抗炎、抗自由基、抗過敏、降脂、調節微循環、抗衰老等作用。

總之，艾灸療法助陽暖身、緩解疲勞的作用特色與現代社會人群亞健康狀態難於治療實現了高度契合，剛好可以發揮艾灸療法的獨特優勢，為人類健康提供新的更大貢獻。

下面介紹艾灸療法的分類。

（一）艾炷灸

艾炷灸，是將純淨的艾絨放在平板上，用手搓捏成大小不等的圓錐形艾炷，置於施灸部位點燃而治病的方法。

1.直接灸

是將大小適宜的艾炷，直接放在皮膚上施灸的方法。古代常以陽燧映日所點燃的火來點燃艾炷，此火稱明火，以此火點艾炷施灸稱為明灸。

若施灸時需將皮膚燒傷化膿，癒後留有瘢痕者，稱為瘢痕灸；若不使皮膚燒傷化膿，不留瘢痕者，稱為無瘢痕灸。

2.間接灸

又稱隔物灸、間隔灸。是利用其他物品將艾炷與皮膚隔開施灸的一種方法。這樣可以避免灸傷皮膚而致化膿，且火力溫和，患者易於接受，臨床上較直接灸為常用。

（1）隔薑灸

是用薑片做隔墊物而施灸的一種灸法。

【操作方法】將鮮生薑切成厚約0.3公分的片，太厚熱力不易穿透，太薄容易灼傷皮膚。用三棱針在薑片中心處用針穿刺數孔，置施灸穴位上，再將中至大壯艾炷放於其上，點燃施灸。有些患者因鮮薑刺激，剛灸即感覺灼痛，這時候可將薑片略提起，待灼痛感消失重新放下再灸。若施灸一段時間後，患者訴灼熱難耐，可將薑片向上提起，或更換艾炷再灸，以灸至肌膚內感覺溫熱、局部皮膚潮紅濕潤為度。醫者應常掀起薑片查看，以防因患者感覺遲鈍造成起疱。

（2）隔蒜灸

指用蒜做隔墊物而施灸的一種灸法。

【操作方法】

①隔蒜片灸：取新鮮獨頭大蒜，切成厚0.1～0.3公分的蒜片，用針在蒜片中間刺數孔。放於穴區，上置艾炷施灸，每灸3～4壯後換蒜片，繼續灸治。

②隔蒜泥灸：以新鮮大蒜適量，搗如泥膏狀，製成厚0.2～0.4公分的圓餅，大小按病灶而定。置於選定之穴區按上法灸之，但中間不必更換。

（3）隔鹽灸

多用於神闕穴，用炒過的細淨食鹽填至略高於臍孔，上置大艾炷施灸。

【操作方法】令患者仰臥，暴露臍部。取純淨乾燥之細白鹽適量，可炒至溫熱，納入臍中，使與臍平。如患者臍部凹陷不明顯者，可先在臍周圍一個濕面圈，再填入食鹽。如須再隔其他藥物施灸，一般宜先填入其他藥物（藥膏或藥末），再放鹽。然後上置艾炷施灸，至患者稍感燙熱，即更換艾炷。為避

免食鹽受火爆裂燙傷，可預先在鹽上放一薄薑片再施灸。

（4）隔附子餅灸

是用附子做隔墊物施灸的一種灸法。

【操作方法】將附子切細研末，以黃酒調和作餅，厚約0.4公分，中間用針刺孔，於穴位上置艾炷灸之；亦可用生附子3份、肉桂2份、丁香1份，共研細末，以煉蜜調和製成0.5公分厚的藥餅，用針穿刺數孔，上置艾炷灸之。若附子餅被艾炷燒焦，可以更換後再灸，直至穴區皮膚出現紅暈停灸。

施灸時要注意，應選擇較平坦不易滑落的部位或穴位處施灸；灸餅灼燙時可用薄紙襯墊其下，以防灼傷皮膚；對陰盛火旺及過敏體質者、孕婦均禁用附子餅灸。

（二）艾條灸

艾條灸療法是用純淨的艾絨（或加入中藥）捲成圓柱形的艾捲，點燃後燒灼或薰烤、薰熨體表穴位或患部，使局部產生溫熱或輕度灼痛的刺激，以調整人體的生理機能，提高身體抵抗力，從而達到防病治病目的的一種治療方法。

施灸時將艾條懸放在距離穴位一定高度進行薰烤，不使艾條點燃端直接接觸皮膚，稱為懸起灸。

若將點燃的艾條隔布或隔綿紙數層實按在穴位上，使熱氣透入皮肉，火滅熱減後重新點火按灸，稱為實按灸。

1.懸起灸

施灸時將艾條懸放在距離穴位一定高度進行薰烤，不使艾條點燃端直接接觸皮膚，稱為懸起灸。懸起灸根據實際操作方

法不同，分為溫和灸、雀啄灸和迴旋灸。

（1）溫和灸

是指將艾條燃著端與施灸部位的皮膚保持一定距離，在灸治過程中，使患者只覺有溫熱而無灼痛的一種艾條懸起灸法。

【操作方法】施灸時將灸條的一端點燃，對準應灸的腧穴部位或患處，距皮膚2～3公分，進行薰烤，使患者局部有溫熱感而無灼痛為宜，一般每處灸5～10分鐘，至皮膚出現紅暈為度。對於昏厥、局部知覺遲鈍的患者，醫者可將中、食二指分張，置於施灸部位的兩側，這樣可以透過醫者手指的感覺來測知患者局部的受熱程度，以便隨時調節施灸的距離和防止燙傷。

（2）雀啄灸

是指將艾條燃著的一端接近施灸部位，待其有灼痛感後迅速提起，如此一上一下如同雀啄的懸起灸法。

【操作方法】施灸時，將艾條點燃的一端與施灸部位的皮膚並不固定在一定距離，而是像鳥雀啄食一樣，一上一下活動地施灸，一般可灸5～10分鐘，至皮膚紅暈為度。

操作時不可太接近皮膚，尤其是失去知覺或皮膚感覺遲鈍的患者和小兒患者以防燙傷。

（3）迴旋灸

迴旋灸是指施灸時，艾捲點燃的一端與施灸部位的皮膚保持一定距離，向左、右方向移動或反覆旋轉的懸起灸法。

【操作方法】施灸時，艾捲點燃的一端與施灸部位的皮膚雖然保持一定的距離，但不固定，而是向左、右方向移動或反覆旋轉地施灸。一般可灸20～30分鐘，至皮膚紅暈為度。

2.實按灸

若將點燃的艾條隔布或隔綿紙數層實按在穴位上，使熱氣透入皮肉，火滅熱減後重新點火按灸，稱為實按灸。

（1）太乙針灸

是應用藥物艾條施灸穴位以治療疾病的一種灸療方法。本法是一種艾灸法，之所以稱為「針」，是因為操作時，實按於穴位之上，類似針法之故。

【操作方法】太乙針艾條是由艾絨和多味藥物製成。用純淨細軟的艾絨150克，平鋪在40公分見方的桑皮紙上。將人參125克，穿山甲250克，山羊血90克，千年健500克，鑽地風300克，肉桂500克，小茴香500克，蒼朮500克，甘草1000克，防風2000克，麝香少許，共為細末，取藥末24克摻入艾絨內，緊捲成爆竹狀，外用雞蛋清封固，陰乾後備用。

【臨床操作】施灸時，將太乙針艾條的一端燒著，用布7層包裹其燒著的一端，立即緊按於應灸的腧穴或患處，進行灸熨，針冷則再燃再熨。如此反覆灸熨7～10次為度。

（2）雷火針灸

雷火針灸是應用藥物艾條施灸穴位以治療疾病的一種灸療方法。本法是一種艾灸法，之所以稱為「針」，是因為操作時，實按於穴位之上，類似針法之故。

【操作方法】其製作方法與「太乙針灸」相同，唯藥物處方有異，方用純淨細軟的艾絨125克，沉香9克，乳香9克，羌活9克，乾薑9克，穿山甲9克，麝香少許，共為細末。

【臨床操作】施灸時，將雷火針的一端燒著，用布7層包

裹其燒著的一端，立即緊按於應灸的腧穴或患處，進行灸熨，針冷則再燃再熨。如此反覆灸熨7～10次為度。

(三)溫針灸

溫針灸是針刺與艾灸結合應用的一種方法，此灸法是在毫針刺入穴位後留針過程中，在針柄上插入艾捲施灸的一種灸法，是毫針針刺和艾捲灸的結合。

【操作方法】將針刺入腧穴得氣後並給予適當補瀉手法而留針時，將純淨細軟的艾絨捏在針尾上，或用艾條一段長約2公分，插在針柄上，點燃施灸。待艾絨或艾條燒完後除去灰燼，將針取出。此法是一種簡單易行的針灸並用方法，值得推廣。若艾火灼燒皮膚發燙，可在穴位上隔一紙片，可稍減火力。當艾捲燃燒完時，除去殘灰，稍停片刻再將針撥出。

(四)溫灸器灸

溫灸器又名灸療器，是一種專門用於施灸的器具，用溫灸器施灸的方法稱溫灸器灸。

【操作方法】施灸時，將艾絨，或加摻藥物，裝入溫灸器的小筒，點燃後，用手持柄將溫灸器置於擬灸的穴位或患病部位來回熨燙，進行熨灸，直到所灸部位的皮膚紅潤為度。

第二章

艾灸緩解症狀

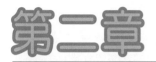

疲　勞

　　疲勞，是指人自覺疲乏無力，一般在人們連續學習、工作等以後出現此種症狀，是當代常見亞健康的表現症狀之一。

　　中醫認為，疲勞為元氣耗傷和心理（情志）雙重因素所引發，涉及五臟六腑，其中以腎、心、脾、肝為主。腎傷疲勞多因素體稟賦不足或久勞久病，身心疲憊所致；心傷疲勞多因謀慮過度，工作壓力大、節奏快，噪音或緊張所致；脾傷疲勞多因饑飽失常、酒食過度，或憂愁思慮過多，或工作繁重雜亂，應酬頻繁，形體勞役所致；肝傷疲勞多因酒食應酬過多，或工作壓力大，或喜怒不節，精神抑鬱，或疲勞過度，情緒心理的改變超過自身調節能力所致。

　　主要表現為自我感覺疲乏無力、虛弱，可伴有困倦、懈怠，頭昏沉，常想坐臥，記憶力下降，不欲言語，常打哈欠等。

【取穴】

　　天柱：後髮跡正中直上0.5寸，旁開1.3寸，斜方肌外緣凹陷中。

　　風池：胸鎖乳突肌與斜方肌上端之間的凹陷中。

　　足三里：小腿外側，外膝眼下3寸（約4橫指）。

　　關元：臍下3寸（約4橫指）。

　　氣海：臍下1.5寸（約2橫指）。

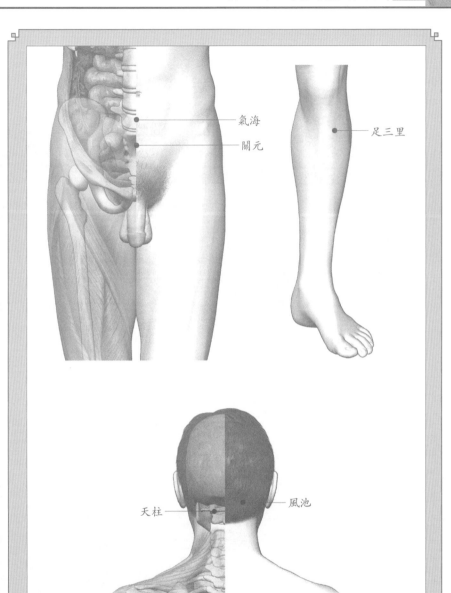

氣海

關元

足三里

天柱

風池

【治療方法】

1. 溫和灸或雀啄灸

天柱、風池穴各灸3分鐘，足三里、關元、氣海穴各灸5分鐘。每日進行1次，以被施灸者感到施灸處溫熱為宜，局部皮膚可有微紅現象。10日為1療程，療程間休息2、3日。

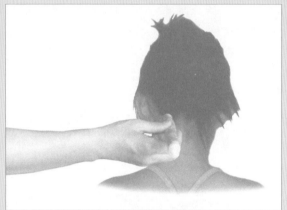

灸天柱

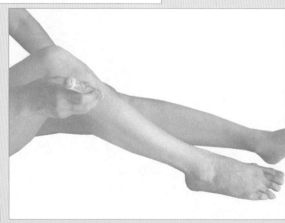

灸足三里

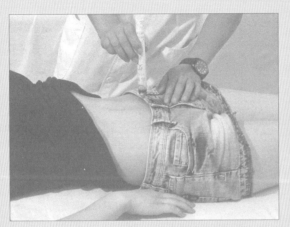

灸氣海

2. 隔物灸

自覺體質虛弱者可選擇用薑片、蒜片等對主穴進行隔物灸，每穴3～6壯，以自覺溫熱為宜，勿令疼痛，局部皮膚可有發紅現象。每日進行1次，6日為1療程，療程間休息2、3日。

【日常保健】

1. 出現疲勞時應及時休息，保證充足的睡眠時間，可以熱水浴緩解疲勞。

2. 常練太極拳，可預防及一定程度上緩解疲勞。

3. 保持平日心情舒暢，養成良好的生活習慣，如不要熬夜、不過度勞作等，要勞逸結合。

4. 飲食忌肥甘厚膩，攝入足量的維生素和鐵質。肥胖者宜飯後半小時後適當散步，腦力勞動者建議早飯後食用一點兒堅果。

精力減退

　　精力，通俗來講指精神氣力。精力減退，是當代常見的亞健康的表現症狀之一，是指人自覺較以往乏累，甚至出現體質下降等症狀，但現代醫學檢查一般無異常。

　　主要表現為自覺乏累，精神委頓，全身不適，還可伴有對周圍很多事物無興趣或不關心，記憶力下降，默默不欲言語，寡歡，懶怠少動甚至失眠，耳鳴耳聾，體質下降等。

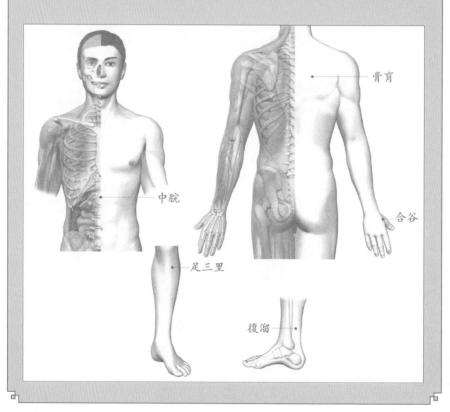

膏肓

中脘

合谷

足三里

復溜

【取穴】

合谷：手背，第1、2掌骨間，第2掌骨橈側的中點處。

復溜：內踝尖與跟腱連線中點，該點上2橫指。

中脘：臍上4寸，臍與胸劍結合點連線的中點。

膏肓：第4胸椎棘突下旁開3寸。

足三里：小腿外側，外膝眼下3寸（約4橫指）。

【治療方法】

1. 溫和灸或雀啄灸

合谷、復溜、中脘各施灸3分鐘，膏肓、足三里各施灸5分鐘，以被施灸者感到施灸處溫熱為度，局部皮膚可有微紅現象。每日進行1次，10日為1療程，療程間休息2、3日。

2. 隔物灸

自覺體質虛弱者可選擇用附子餅、蓖麻仁等溫補類藥物對主穴進行隔物灸，每穴3～6壯，以自覺溫熱為宜，勿令疼痛，局部皮膚可有發紅現象。每日進行1次，6日為1療程，療程間休息2、3日。

【日常保健】

1. 保證睡眠時間。飲食忌肥甘厚膩，宜清淡。

2. 平日保持心情舒暢，堅持日常適度鍛鍊以增強體質，可適當參加文娛活動。不要思慮過度，可進行適當的心理輔導以舒緩壓力。

睡眠不好

　　睡眠不好在醫學中被稱為失眠或不寐，是指無法入睡或無法保持睡眠狀態，導致睡眠不足。又稱入睡和維持睡眠障礙，包括入睡困難、睡眠深度不足、頻度過短、早醒及睡眠時間不足或品質差等。

　　表現為入睡困難，不能熟睡，睡眠時間減少，或早醒，醒後無法再入睡，以及睡夢較多，噩夢連連，頻頻從噩夢中驚醒，醒後仍覺疲勞。或可見對燈光、聲音敏感，易被驚醒。一般伴有面色不華，神疲乏力，頭暈目眩，記憶力減退等。

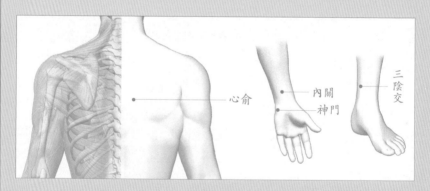

【取穴】

　　心俞：第5胸椎棘突下旁開 1.5 寸。

　　神門：腕關節掌側第一橫紋內側端（近小指側）取穴。腕掌側橫紋尺側端，尺側腕屈肌腱的橈側凹陷處。

　　內關：前臂掌側，腕橫紋上 2 寸，掌長肌腱與橈側腕屈肌

腱之間。

三陰交：內踝上3寸（約4橫指）。

【治療方法】

1. 溫和灸，諸穴各灸5分鐘，每日1次，7日為1療程。

2. 氣虛或陽虛者可用隔薑灸，每穴用中、小艾炷灸3～5壯，每日1次，3～5次為1療程。

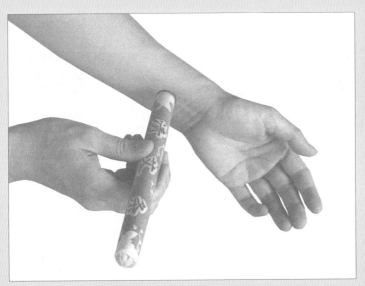

灸內關

【日常保健】

失眠患者睡前不宜飲用咖啡、茶等有興奮作用的飲料，睡前不宜飲水過多，並養成良好的生活起居習慣。

暈車、暈船

　　暈車、暈船，是指人在乘坐車、船時，經受不規則震動、搖晃等的刺激，出現眩暈、噁心甚至嘔吐等不適症狀。

　　主要表現為頭暈眼花，噁心甚至嘔吐，煩悶，無力，還可伴有頭痛，面色蒼白，出冷汗，甚至突然昏倒等。

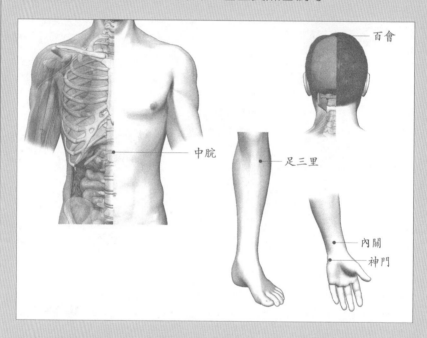

【取穴】

百會：兩耳尖連線中點。

中脘：臍上4寸，臍與胸劍結合點連線的中點。

內關：前臂掌側，腕橫紋上2寸，掌長肌腱與橈側腕屈肌腱之間。

足三里：小腿外側，外膝眼下3寸（約4橫指）。

神門：腕關節掌側第一橫紋內側端（近小指側）取穴。腕掌側橫紋尺側端，尺側腕屈肌腱的橈側凹陷處。

【治療方法】

1. 溫和灸

每穴施灸5分鐘，每日進行1次，出行前施灸即可。

2. 隔鹽灸神闕穴

取棗核大艾炷，每穴施灸1壯，療程同上。如果因暈車、暈船等導致突然昏倒，此法也可應急使用，直至患者蘇醒為止。

3. 特殊療法

在出行前用貼膏如麝香貼膏、傷濕止痛膏等貼神闕穴。

【日常保健】

1. 乘車、船前避免空腹、過飽、口渴、睡眠不足等。可在乘坐交通工具前半小時按說明服用乘暈寧之類預防藥物。

2. 平日保持心情舒暢，堅持日常適度鍛鍊以增強體質。

3. 易發生本症者，要儘量乘坐空間相對寬闊、空氣流通較好、顛簸小的交通工具。

聽力下降

臨床上可引起聽力下降的病因有很多，如耳鳴、耳聾、耵聹栓塞、鼓膜穿孔、中耳炎、聽骨鏈中斷、梅尼埃病、先天性耳聾等均可引起聽力不同程度的下降甚至耳聾。

表現為猝然耳鳴或耳聾、耳鳴並見。耳鳴如潮湧，或如雷鳴，或如蟬鳴，夜間加重。耳聾是以聽力減退或喪失，且多伴耳鳴，輕度或暫時性眩暈。

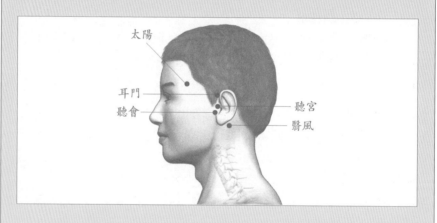

【取穴】

耳門：耳屏上切跡的前方，下頜骨髁突後緣凹陷處。

聽宮：面部耳屏前，張口時呈凹陷處。

聽會：耳屏間切跡的前方，下頜骨髁突後緣凹陷處。

翳風：耳垂後方，乳突與下頜角之間凹陷處。

太陽：眉梢與目外眥之間，向後 1 橫指的凹陷處。

【治療方法】

1. 溫和灸

諸穴各灸5分鐘，每日1次，7日為1療程。

2. 先天不足或腎精虧虛者可用隔薑灸，每穴用中、小艾炷灸3～5壯，每日1次，3～5次為1療程。

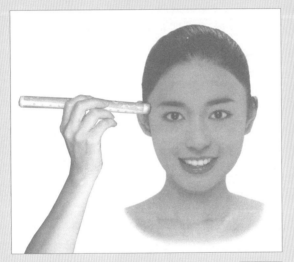

灸太陽

【日常保健】

1. 耳鳴、耳聾屬難治性疾病，發病後應及時治療，應對原發病積極治療。

2. 遠離嘈雜喧鬧的環境，避免長時間使用耳機（尤其是入耳式耳機）及過大音量使用，並保持良好的心態。

3. 保持用耳衛生，避免經常挖耳。

近視

　　近視是以視近物清楚，視遠物模糊為主要表現的眼病，包括假性近視和真性近視。現代多見於青少年。眼底沒發生病理改變的，稱假性近視，也稱調節性近視；視力不穩定，休息一段時間可能轉好，再看近時又可變壞。若眼底發生病理改變，稱真性近視。只能看近，不能看遠，很難自我調整恢復，與假性近視有本質的不同，但假性近視也可發展成真性近視。近視不經保健治療及恢復，嚴重的可發展為弱視。好發於青少年。

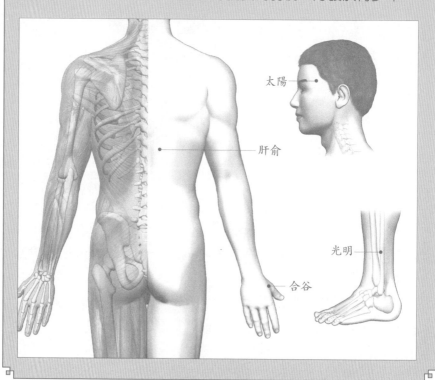

【取穴】

太陽：眉梢與目外眥之間，向後 1 橫指的凹陷處。

光明：小腿外側，外踝尖上 5 寸，腓骨前緣。

肝俞：第 9 胸椎棘突下旁開 1.5 寸。

合谷：手背，第 1、2 掌骨間，第 2 掌骨橈側的中點處。

【治療方法】

溫和灸

每穴施灸 5 分鐘，每日進行 1 次，以被施灸者感到施灸處溫熱為宜，局部皮膚可有微紅現象。10 日為 1 療程，療程間休息 2、3 日。

【日常保健】

1. 保證充足的睡眠時間。

2. 養成良好的用眼習慣。如不在乘車、走路、臥床和在太陽光直射下或暗光下閱讀或寫字；讀寫時姿勢要端正；注意用眼時光線要強弱適度；減少視力負荷，1 次連續近距離用眼時間不應過長，用眼 45 分鐘左右應休息 10 分鐘左右並看遠，調節鬆弛。

3. 開展體育鍛鍊，增加室外活動。

遠 視

　　遠視是以視遠物清楚，視近物模糊為主要表現的眼病。中老年人多見。主要表現為視物能力下降，看遠物清楚，視近物模糊，甚或視物無論遠近都不清晰。

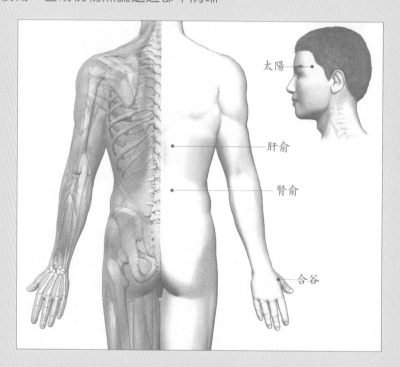

太陽

肝俞

腎俞

合谷

【取穴】

太陽：眉梢與目外眥之間，向後 1 橫指的凹陷處。

合谷：手背，第 1、2 掌骨間，第 2 掌骨橈側的中點處。

腎俞：第2腰椎棘突下旁開1.5寸。

肝俞：第9胸椎棘突下旁開1.5寸。

【治療方法】

溫和灸

每穴施灸5分鐘，每日進行1次，以被施灸者感到施灸處溫熱為宜，局部皮膚可有微紅現象。10日為1療程，療程間休息2、3日。

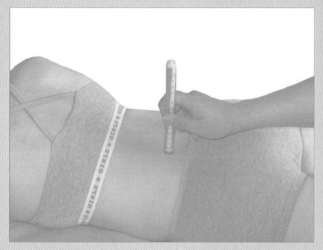

灸腎俞

【日常保健】

1. 保證充足的睡眠時間。

2. 注意科學用眼，避免眼肌疲勞。

3. 開展體育鍛鍊，增加室外活動。

手足冰冷

手足冰冷指手足發涼。特別是天氣一冷，就感覺全身發冷，尤其手腳冰涼得難以忍受。

主要表現為手足冰冷，可伴有全身發冷，四肢涼，腰腿酸軟疼痛或冷痛，女性小腹發涼，痛經等多種症狀。

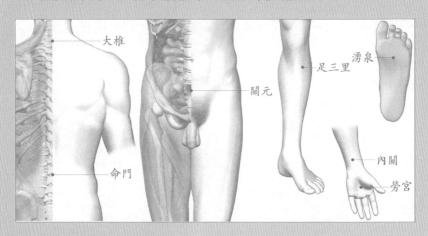

【取穴】

足三里：小腿外側，外膝眼下3寸（約4橫指）。

湧泉：足底前 1/3 處，足趾蹠屈時呈凹陷處。

命門：坐位，身體兩側高骨（髂嵴）連線與脊柱相交所在的椎體為第4腰椎，向上推兩個椎體，即第2腰椎棘突下凹陷處是穴。

關元：臍下3寸（約4橫指）。

大椎：頸部最高骨、第7頸椎棘突下。

內關：腕關節掌側第1橫紋中點直上約2橫指處，與外關相對，用力按壓有酸脹感。

勞宮：屈指握拳，第2、3掌骨之間，中指尖處是穴。

【治療方法】

1.溫和灸

每穴施灸5分鐘，每日進行1次，以被施灸者感到施灸處溫熱為宜，局部皮膚可有微紅現象。10日為1療程，療程間休息2、3日。

2.隔物灸

可選擇用附子餅依據自身情況對上述部分穴位進行隔物灸，每穴3～6壯，以自覺溫熱為宜，勿令疼痛，局部皮膚可有發紅現象。每日進行1次，6日為1療程，療程間休息2、3日。

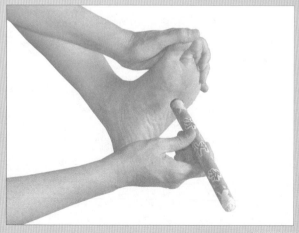

灸湧泉

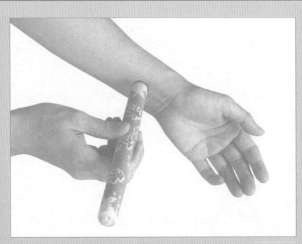

灸內關

【日常保健】

1. 注意保暖。不僅手腳局部的保暖，還要注意頸背的防護，可以避免外界寒邪侵襲，防止更加損傷陽氣。平時不要穿太緊的衣服，衣服過緊會阻礙血液循環。

2. 開展體育鍛鍊，增加室外活動。多做手足和腰部的活動，以加強血液循環。

3. 不要給自己太大壓力，學會合理減壓以及釋放負面情緒。

4. 飲食宜多吃促進血液循環和溫補類食物，少吃寒涼性的食物或者水果，多吃堅果。另外，還可以適當吃辛辣食物，以及飲用紅茶如大紅袍等，都具有較好的禦寒作用。飲食選擇請以自身情況為準。

大便不暢

大便不暢指人體不能順利排便，嚴重可發展成排便困難甚至便秘。

主要表現為排便不順利，可伴有腹脹，疲倦無力，輕度厭食，煩躁，腹中寒冷，四肢涼，腰膝酸軟，怕冷等症狀。

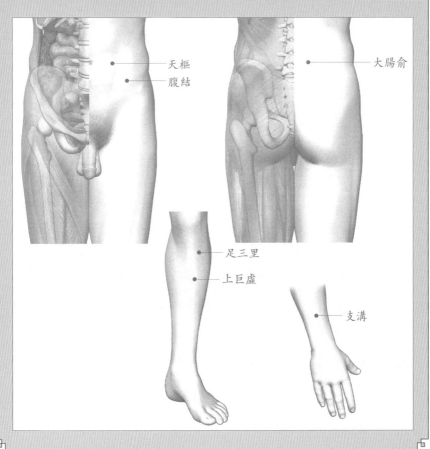

【取穴】

足三里：小腿外側，外膝眼下3寸（約4橫指）。

天樞：坐位或仰臥位，肚臍旁開約2橫指處，按壓有酸脹感。

大腸俞：坐位，身體兩側高骨（髂嵴）連線與脊柱相交所在的椎體為第4腰椎，第4腰椎棘突下凹陷，旁開約2橫指（食、中指）處是穴。

上巨虛：小腿外側，足三里下3寸（約4橫指）。

支溝：腕背橫紋中點直上約3橫指處。

腹結：下腹部，臍下1.3寸，距前正中線4寸。

【治療方法】

1. 溫和灸

每穴施灸5分鐘，每日進行1次，以被施灸者感到施灸處溫熱為宜，局部皮膚可有微紅現象。灸至通便即可。6日為1療程，療程間休息2、3日。

2. 隔物灸

可選擇用隔鹽灸或隔附子灸，每穴3～6壯，以自覺溫熱為宜，勿令疼痛，局部皮膚可有發紅現象。每日進行1次，6日為1療程，療程間休息2、3日。

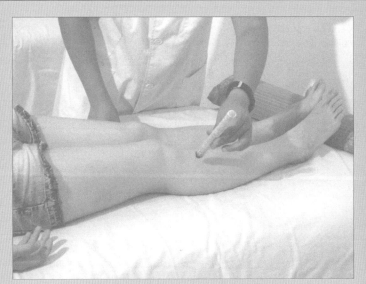

灸足三里

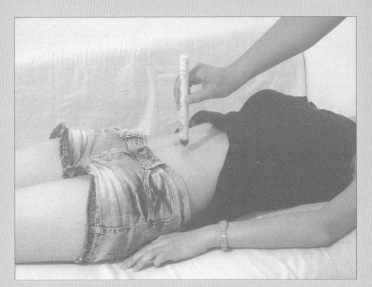

灸天樞

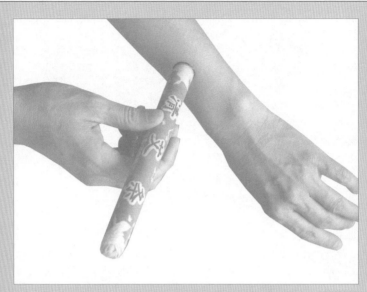

灸支溝

【日常保健】

1. 艾灸治療大便不暢，尤其是對於體質較弱或有寒冷感、怕冷的人群有很好的療效，可以達到調理脾胃，疏通腸道以及增強體質、驅寒固本的效果。養成定時排便的習慣。

2. 不要久坐不動，開展體育鍛鍊，增加室外活動，以促進腸蠕動進而促進排便。

3. 保持心情舒暢，學會合理減壓。飲食宜多吃蔬果。

麻將綜合徵

麻將綜合徵是指由於打麻將或打牌時久坐不動而引發腰肌勞損、神經衰弱、消化不良等一系列不適症的總稱。

主要表現為頸肩腰背僵硬酸痛或疼痛，下肢麻木甚至肌肉萎縮，頭暈目眩，易疲倦，視物不清，記憶力下降甚至判斷力減弱，食慾不振，噁心嘔吐，胸悶，排便不暢甚至便秘等症狀。

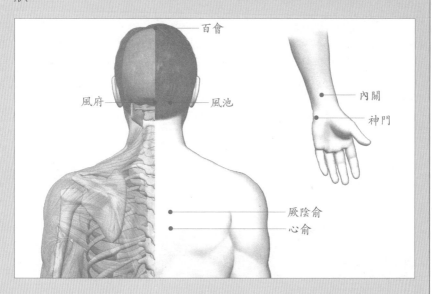

【取穴】

神門：腕關節掌側第1橫紋內側端（近小指側）取穴。

內關：腕關節掌側第1橫紋中點直上約2橫指處，與外關

相對，用力按壓有酸脹感。

風池：耳後乳突尖端稍內上方凹陷處，當胸鎖乳突肌與斜方肌上端之間的凹陷中取穴。

風府：在項部，後髮際正中直上 1 寸。

百會：頭部正中，兩耳尖連線的交點處取穴。

心俞：第 5 胸椎棘突下凹陷，旁開約 2 橫指（食、中指）處是穴。

厥陰俞：第 4 胸椎棘突下凹陷，旁開約 2 橫指（食、中指）處是穴。

【治療方法】

溫和灸：

每穴施灸 3 分鐘，每日進行 1 次，以被施灸者感到施灸處溫熱為宜，局部皮膚可有微紅現象。10 日為 1 療程，療程間休息 2、3 日。

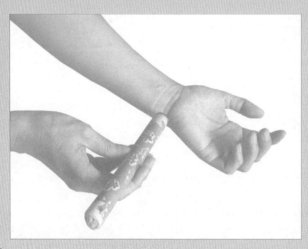

灸神門

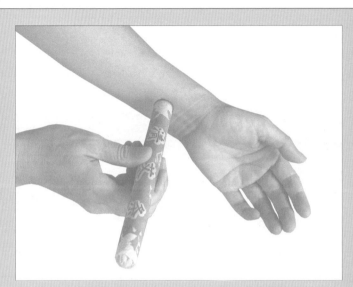

灸內關

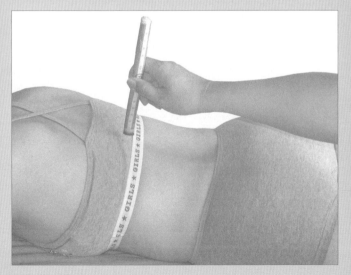

灸神門

【日常保健】

1. 有高血壓、高血糖、冠心病以及長期抽菸、喝酒的人群，尤其是老年人，不可長時間打牌。

2. 艾灸治療麻將綜合徵，可以舒筋活絡，促進氣血運行，緩解酸痛僵硬甚至疼痛感，緩解疲勞，幫助調養心神。

3. 麻將的局面千變萬化，使參與者大腦緊張，精神難以鬆弛，情緒急劇波動，這是造成和引發神經衰弱、高血壓、中風、心肌梗塞等疾病的主要原因。

4. 麻將牌是肝炎、結核、紅眼病和其他多種接觸性感染性傳染病的一大傳播媒介。

5. 增加運動鍛鍊，每次打麻將時間不宜超過2小時。切忌廢寢忘食，一旦迷戀，身心兩虧。

空調綜合徵

　　空調綜合徵俗稱空調病，是指長時間在空調環境下工作生活，因空氣不流通，環境得不到改善，空調居室的低溫環境刺激機體，引起皮膚乾燥，畏寒不適，疲乏無力，頭痛咽痛，肌肉酸痛，手足麻木，胃腸道不適等一系列不適的總稱。好發於夏季。

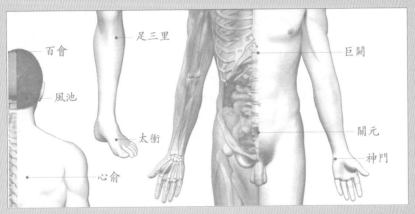

【取穴】

　　太衝：由第1、2趾間交叉處向足背上推，至其兩骨聯合緣凹陷中（約交叉處上2橫指）處，即是本穴。

　　巨闕：上腹部，前正中線上，臍上6寸。

　　關元：臍下3寸（約4橫指）。

　　神門：腕關節掌側第1橫紋內側端（近小指側）取穴。腕關節掌側第1橫紋內側端（近小指側）取穴。

　　風池：耳後乳突尖端稍內上方凹陷處，當胸鎖乳突肌與斜

方肌上端之間的凹陷中取穴。

百會：頭部正中，兩耳尖連線的交點處取穴。

心俞：第5胸椎棘突下凹陷，旁開約2橫指（食、中指）處是穴。

足三里：小腿外側，外膝眼下3寸（約4橫指）。

【治療方法】

溫和灸：每穴施灸3分鐘，每日進行1次，以被施灸者感到施灸處溫熱為宜，局部皮膚可有微紅現象。10日為1療程，療程間休息2、3日。

【日常保健】

1. 定期開放門窗，保證空氣流通及清新，有條件可定期進行室內空氣消毒。睡覺時最好關閉空調。

2. 增加戶外活動，鍛鍊身體，增強抗病能力。

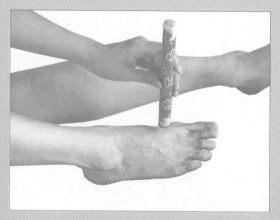

灸太衝

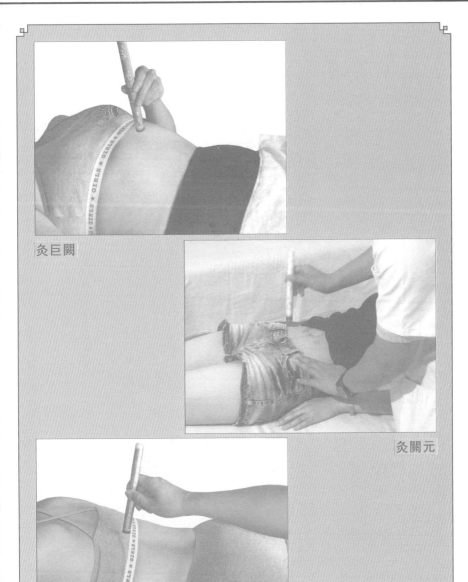

灸巨闕

灸關元

灸心俞

電視綜合徵

電視綜合徵俗稱電視病，是由於長時間看電視而引起的眼部不適，頭痛，消化系統異常等一系列不適症的總稱。平均每天連續看電視3小時以上的人極有可能患上電視綜合徵。

主要表現為眼乾、視力減退，頭痛，焦慮，可伴有失眠，下肢不適，尾骨疼痛，或有肥胖，感冒等症狀。

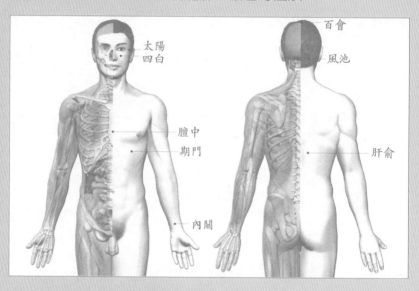

太陽
四白
膻中
期門
內關
百會
風池
肝俞

【取穴】

肝俞：第9胸椎棘突下凹陷處，旁開約2橫指（食、中指）處。

風池：耳後乳突尖端稍內上方凹陷處，當胸鎖乳突肌與斜

方肌上端之間的凹陷中取穴。

　　太陽：眉梢與目外眥之間，向後1橫指的凹陷處。

　　四白：在面部，直視前方，瞳孔直下，沿眼眶向下約半橫指，可觸及一凹陷，按之酸脹。

　　百會：頭部正中，兩耳尖連線的交點處取穴。

　　膻中：身體前正中線上，兩乳頭連線中點處是穴。

　　內關：腕關節掌側第1橫紋中點直上約2橫指處，與外關相對，用力按壓有酸脹感。

　　期門：劍突下端旁開4寸（約4橫指半）。

【治療方法】

溫和灸

　　風池、太陽、四白、百會穴各施灸3分鐘，肝俞、膻中、內關、期門穴各施灸5分鐘，每日進行1次，以被施灸者感到施灸處溫熱為宜，局部皮膚可有微紅現象。10日為1療程，療程間休息2、3日。

【日常保健】

　　1. 看電視時應保持室內空氣流通，以便驅散電視螢光幕所產生的有毒氣體，避免對人體健康造成危害。看完電視應及時潔面，避免皮膚病。

　　2. 看電視時，最好坐在椅子上，高低要適中，在節目的間隔時間，應站起來走動走動或者變換一下姿勢。

　　3. 飲食多食含維生素A和蛋白質豐富的食物。不要邊看電視邊吃飯或吃完飯馬上看電視，否則會影響人體消化吸收功能。

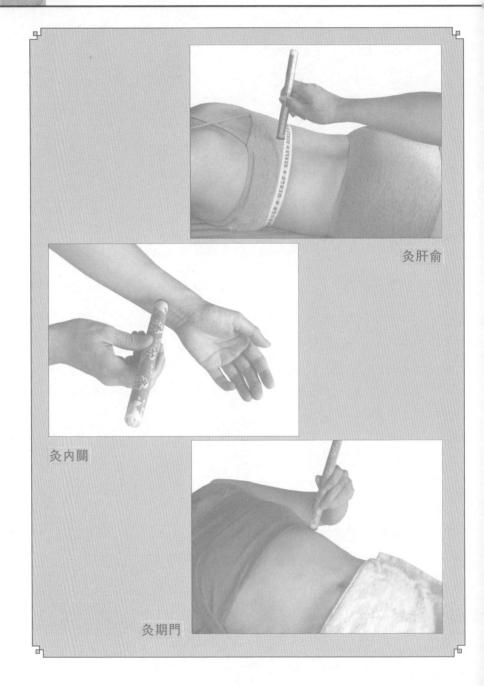

灸肝俞

灸內關

灸期門

手機綜合徵

手機綜合徵是指因人們經常使用手機所導致的一系列不適症狀的總稱，包括視力下降，頸肩肘腕關節炎，甚至腦瘤等，以及人際交往能力下降和一些心理問題。

主要表現為眼睛容易疲勞，近距視物不清，注意力不集中，焦慮，頸、肩、肘、腕關節酸麻脹痛屈伸不利，可伴有眼睛黑蒙、重影、流淚、怕光、分泌物增多、暗適應不良等，或使近視度數增加等症狀。

【取穴】

合谷：拇、食二指合攏，肌肉隆起最高處是穴。

太陽：眼外角外側，距眼外角約1橫指。

四白：在面部，直視前方，瞳孔直下，沿眼眶向下約半橫指，可觸及一凹陷，按之酸脹。

天柱：取坐位，觸摸頸後部，有兩條大筋（斜方肌），在該大筋的外側緣、後髮際緣可觸及一凹陷，按壓有酸脹感。

百會：頭部正中，兩耳尖連線的交點處取穴。

大椎：頸部最高骨、第7頸椎棘突下。

曲池：屈肘90°角，肘橫紋外側端外凹陷中即是本穴。

肝俞：第9胸椎棘突下凹陷，旁開約2橫指（食、中指）處是穴。

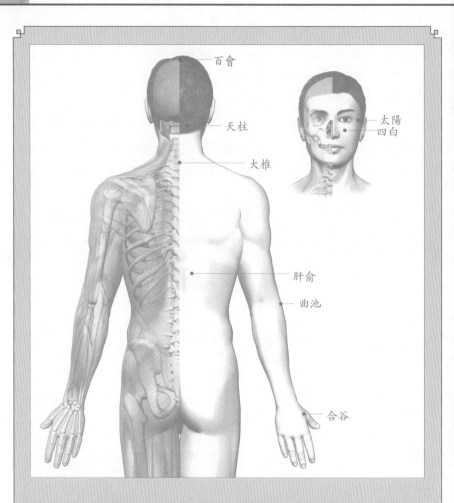

百會
天柱
太陽
四白
大椎
肝俞
曲池
合谷

【治療方法】

溫和灸

　　每穴施灸3分鐘，每日進行1次，以被施灸者感到施灸處溫熱為宜，局部皮膚可有微紅現象。10日為1療程，療程間休息2、3日。

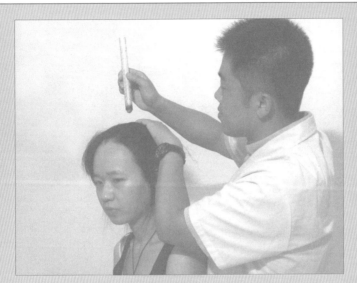

灸百會

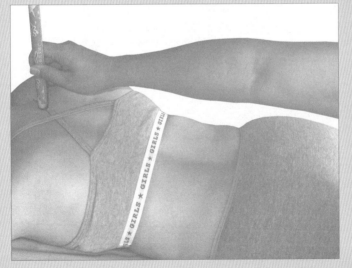

灸大椎

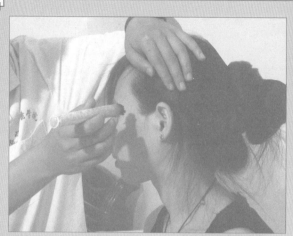

灸太陽

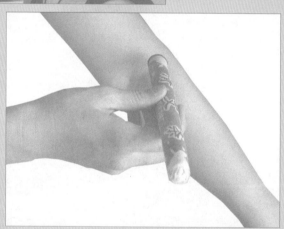

灸曲池

【日常保健】

1. 儘量少用手機上網流覽網頁、玩遊戲、收發短信等。如用手機至少每隔半小時左右極目遠眺，或按摩上述頭面部穴位，以放鬆和休息眼睛。

2. 多參加文娛體育活動。入睡前應儘量關機。

退休綜合徵

　　退休綜合徵是一種發生在老年期典型的心理—社會不適應性疾病，是複雜的心理異常反應，屬於心理障礙。這種心理障礙往往還會引發其他生理疾病，影響身體健康。

　　主要表現為無助感，無力感，多疑、空虛、孤獨、怕死，可伴有悶悶不樂，不愛說話，急躁易怒，坐立不安，愛嘮叨，注意力不集中，日常愛出差錯，憤世嫉俗，偏執，懷舊等。

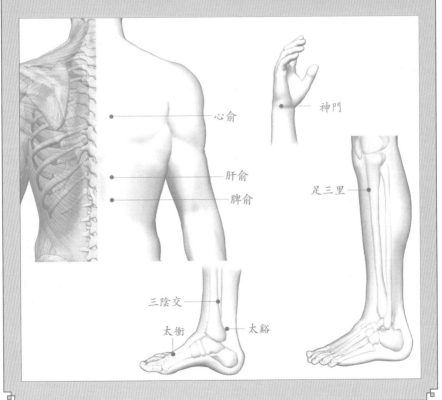

心俞

神門

肝俞

脾俞

足三里

三陰交

太衝

太谿

【取穴】

太谿：由足內側高骨（內踝尖）往後推至凹陷處（大約當內踝尖與跟腱間的中點）即是本穴。

太衝：由第1、2趾間交叉處向足背上推，至其兩骨聯合緣凹陷中（約交叉處上2橫指）處，即是本穴。

肝俞：第9胸椎棘突下凹陷，旁開約2橫指（食、中指）處是穴。

三陰交：在內踝高骨（內踝尖）直上約4橫指處，脛骨內側面後緣，按壓有酸脹感。

脾俞：第11胸椎棘突下凹陷，旁開約2橫指（食、中指）處是穴。

心俞：第5胸椎棘突下凹陷，旁開約2橫指（食、中指）處是穴。

足三里：小腿外側，外膝眼下3寸（約4橫指）。

神門：腕關節掌側第1橫紋內側端（近小指側）取穴。

【治療方法】

溫和灸

在太谿、太衝、三陰交、足三里穴上分別施灸5分鐘，在肝俞、脾俞、心俞、神門穴上分別施灸3分鐘。每日進行1次，以被施灸者感到施灸處溫熱為宜，局部皮膚可有微紅現象。10日為1療程，療程間休息2、3日。

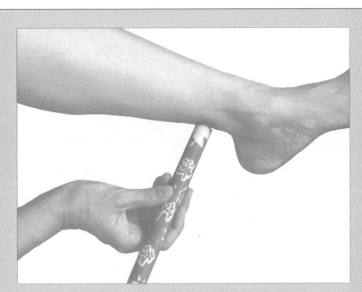

灸太谿

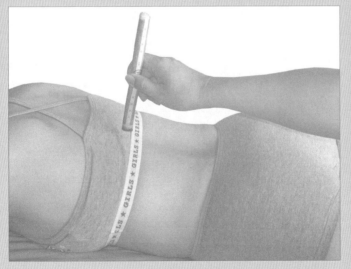

灸肝俞

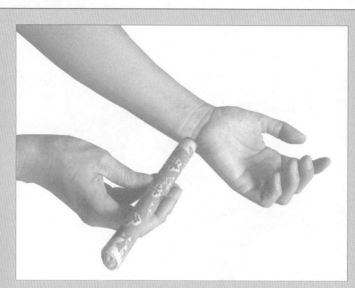

灸神門

【日常保健】

1. 艾灸對於退休綜合徵，只能有效治療和緩解因心理障礙造成的生理性不適乃至病變。

2. 家人關懷，使其遠離孤獨感。

3. 培養愛好、日常學習些感興趣的事物或科目，轉移注意力。調整心態，保持心情舒暢，多參加文娛體育活動及社交。

大腦疲勞

　　大腦疲勞是指在持續較久或強度過大的腦力勞動過程中出現資訊流的增大和紊亂等的慢性疲勞綜合徵。大腦疲勞是一種亞健康狀態，尤以腦力勞動者和在校學生為甚。

　　主要表現為疲倦無力，少言寡語，發呆，賴床，不想參加社交，不願見陌生人，日常學習工作愛出錯，記憶力下降，反應遲鈍，沒精神，食慾差，心緒不寧，思維混亂，注意力不集中，頭暈頭痛，耳鳴，目眩，煩躁易怒，眼疲勞，哈欠不斷，下肢沉重，入睡困難，睡眠品質差、打盹兒。

【取穴】

　　百會：頭部正中，兩耳尖連線的交點處取穴。

　　風池：耳後乳突尖端稍內上方凹陷處，當胸鎖乳突肌與斜方肌上端之間的凹陷中取穴。

　　神門：腕關節掌側第1橫紋內側端（近小指側）取穴。

　　心俞：第5胸椎棘突下凹陷，旁開約2橫指（食、中指）處是穴。

　　太陽：眼外角外側，距眼外角約1橫指。

　　合谷：以一手的拇指指間關節橫紋，放在另一手拇、食指之間的指蹼緣上，當拇指尖下是穴。或者拇、食2指合攏，肌肉隆起最高處是穴。

　　四神聰：在頭頂正中，先取百會穴，再於百會穴前後左右相距1寸取穴。

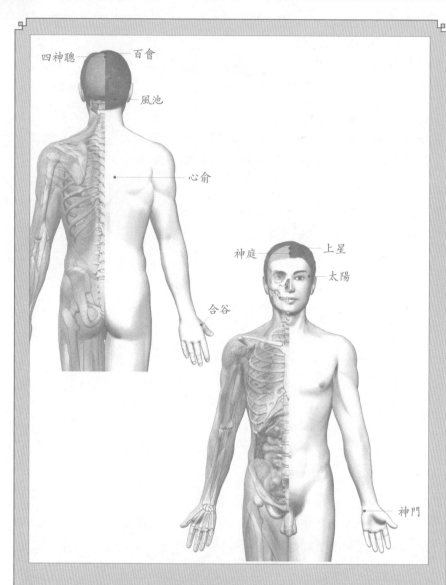

神庭：前髮際正中直上約半橫指是穴。

上星：在頭部，前髮際正中直上 1 寸。

【治療方法】

溫和灸

每穴施灸3分鐘，每日進行1次，以被施灸者感到施灸處溫熱為宜，局部皮膚可有微紅現象。10日為1療程，療程間休息2、3日。

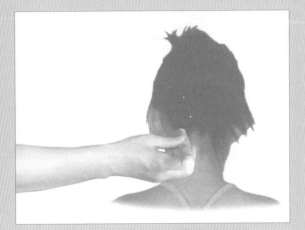

灸風池

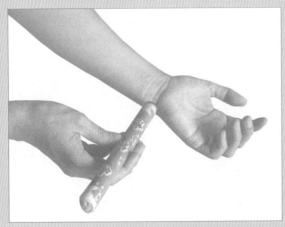

灸神門

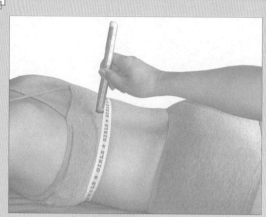

灸心俞

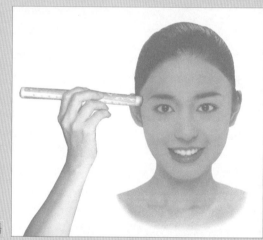

灸太陽

【日常保健】

1. 保證充足睡眠。增加戶外活動鍛鍊時間。

2. 自覺疲勞，應立即休息。如自覺非常疲勞，應當去醫院檢查。如果出現輕微的腦疲勞現象不必緊張，應放鬆身心，學會科學用腦，做到勞逸適度。

壓力過大

　　心理壓力主要來自社會、生活和競爭三個方面。壓力過大是指人對上述三方面的認知和行為體驗超出自身能夠承受的限度。

　　主要表現為焦慮、急躁易怒、緊張、崩潰；注意力不集中，表達、記憶、判斷力降低，生活態度消極；失眠、厭食、嗜吃；胸悶、頭痛、出虛汗、噁心嘔吐、抵抗力下降等。

【取穴】

　　百會：頭部正中，兩耳尖連線的交點處取穴。

　　神門：腕關節掌側第1橫紋內側端（近小指側）取穴。

　　心俞：第5胸椎棘突下凹陷，旁開約2橫指（食、中指）處是穴。

　　肝俞：第9胸椎棘突下凹陷，旁開約2橫指（食、中指）處是穴。

　　腎俞：第2腰椎棘突下凹陷，旁開約2橫指（食、中指）處是穴。

　　太衝：由第1、2趾間交叉處向足背上推，至其兩骨聯合緣凹陷中（約交叉處上2橫指）處，即是本穴。

　　三陰交：在內踝高骨（內踝尖）直上約4橫指處，脛骨內側面後緣，按壓有酸脹感。

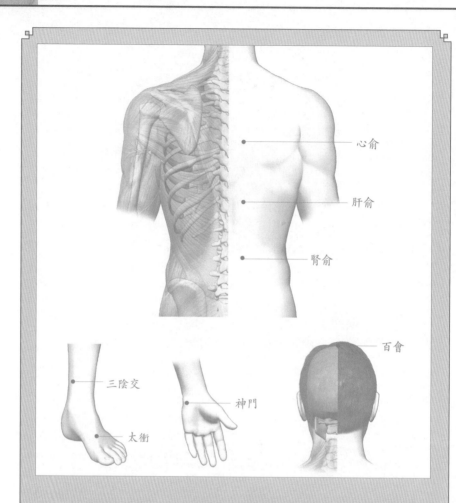

心俞

肝俞

腎俞

百會

三陰交

神門

太衝

【治療方法】

溫和灸

每穴施灸3分鐘,每日進行1次,以被施灸者感到施灸處溫熱為宜,局部皮膚可有微紅現象。10日為1療程,療程間休息2、3日。

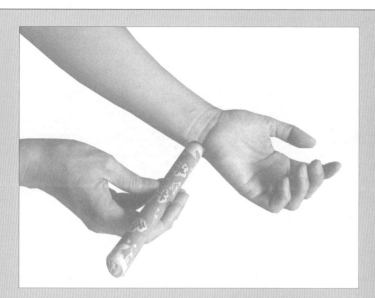

灸神門

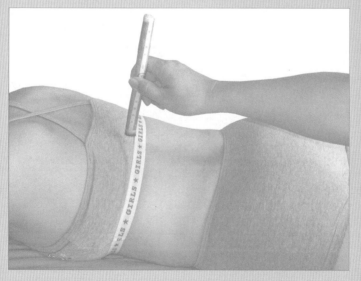

灸肝俞

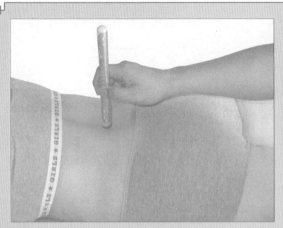

灸腎俞

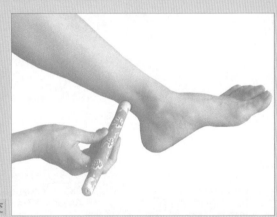

灸三陰交

【日常保健】

1. 艾灸治療壓力過大效果較佳，可緩解壓力，使緊張的情緒放鬆，增強體質。

2. 保證充足睡眠和休息時間。

3. 適當地進行情緒宣洩、合理減壓。病情嚴重的應儘早進行心理諮詢或治療。

食慾不振

　　食慾不振指進食的慾望降低，為消化系統疾病中常見的症狀，多由急、慢性胃炎、肝炎、肝硬化、神經性厭食或某些藥物的副作用等引起。

　　表現為厭食或食慾減退。兼有脘腹脹滿，隱痛，腹痛腸鳴，大便溏薄者為感受寒邪；若兼過食甘肥油膩及醇酒厚味之品，噯氣酸腐，厭油膩，全不思食，見食物則噁心，大便秘結或不暢，苔黃膩者為飲食所傷；不思飲食，伴脅肋部不適，精神煩躁易怒或精神抑鬱者為肝氣犯胃；伴五更泄瀉，身冷畏寒，手足不溫者為腎陽虛衰所致。

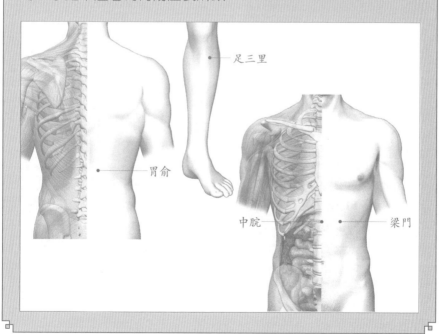

【取穴】

中脘：臍中與胸劍聯合部（心口窩上邊）中點。

梁門：臍中與胸劍聯合部（心口窩上邊）中點，旁開約2橫指處是穴。

胃俞：背部，第12胸椎棘突下，旁開1.5寸。

足三里：小腿外側，外膝眼下3寸（約4橫指）。

【治療方法】

可採用雀啄灸或迴旋灸等法，若畏寒肢冷的陽虛者，適宜採用艾炷灸中的隔薑灸或隔鹽灸。

使用艾炷、艾條或將艾條分段放置於艾灸盒中皆可，每穴施灸10分鐘，每日1次，7日為1療程。

青少年、身體虛弱、病輕或皮薄肌少之處艾灸時間宜短，中老年、身體壯實、病重或肌肉豐厚之處艾灸時間宜長。

【日常保健】

1.臨床證明艾灸治療對一般消化系統疾病均有良好療效，尤其是虛證、寒證。

2.本病患者應忌菸酒、油膩、生冷、辛辣等食物，飲食應以清淡、軟硬適中食物為主。經艾灸治療3療程後仍無明顯好轉者應及時就醫。

第三章

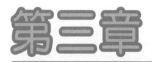

艾灸治療常見病

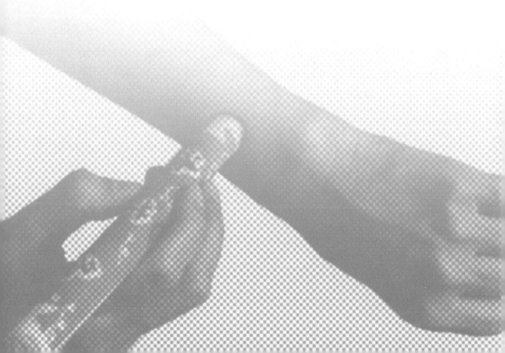

感 冒

一年四季均可發病。主要有風寒、風熱兩大類。風寒感冒主要表現為惡寒重、發熱輕、頭痛、無汗、鼻塞流清涕、咳嗽、無痰或咯痰清稀。風熱感冒主要表現為惡寒輕、發熱重、頭痛、汗出不暢、鼻乾、鼻塞、流黃涕、咳嗽、咯痰黃。

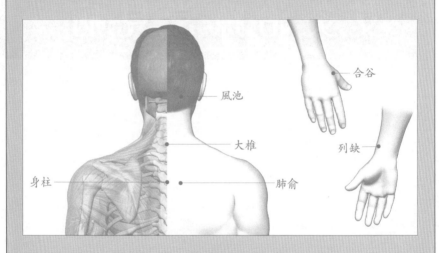

【取穴】

風池：耳後乳突尖端稍內上方凹陷處，當胸鎖乳突肌與斜方肌上端之間的凹陷中取穴。

大椎：第7頸椎棘突下凹陷處。

身柱：低頭找頸項部最高骨（第7頸椎），向下數3個椎體（即第3胸椎），椎體下凹陷處是穴。

列缺：腕第 1 橫紋上 1.5 寸，前臂掌側面外 1/6 與內 5/6 交界處，橈動脈外側。

合谷：以一手的拇指指間關節橫紋，放在另一手拇、食指之間的指蹼緣上，當拇指尖下是穴。或者拇、食二指合攏，肌肉隆起最高處是穴。

肺俞：第 3 胸椎棘突下凹陷，旁開約 2 橫指（食、中指）處是穴。

【治療方法】

溫和灸或雀啄灸

每穴施灸 3 分鐘，每日進行 1 次，以被施灸者感到施灸處溫熱為宜，局部皮膚可有微紅現象。7 日為 1 療程，療程間休息 1、2 日，病癒即止。

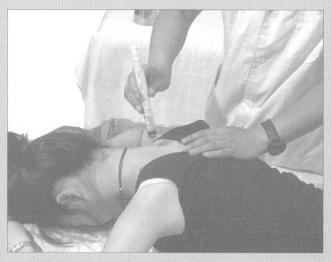

灸大椎

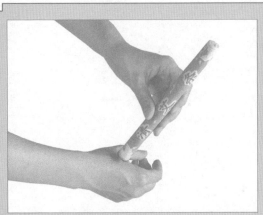

灸合谷

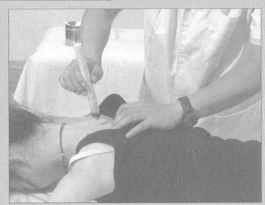

灸肺俞

【日常保健】

1. 病重者宜臥床休息、多喝溫開水，室內保持安靜、清潔、空氣流通清新。

2. 常感冒的人平日應該注意鍛鍊身體，增強體質以預防感冒。

3. 日常可艾灸大椎、足三里來增強體質、提高機體免疫力以預防感冒。

慢性支氣管炎

　　慢性支氣管炎簡稱慢支，是指氣管、支氣管黏膜及其周圍組織的慢性非特異性炎性變化，以中老年人多見，所以又有老慢支之稱。秋冬寒冷時節多發，天氣轉暖後則逐漸緩解。

　　主要表現為咳嗽、咯痰，尤以晨起為著，痰呈白色黏液泡沫狀，黏稠不易咳出。在急性呼吸道感染時，症狀迅速加劇。痰量增多，黏稠度增加或為黃色膿性，偶有痰中帶血。

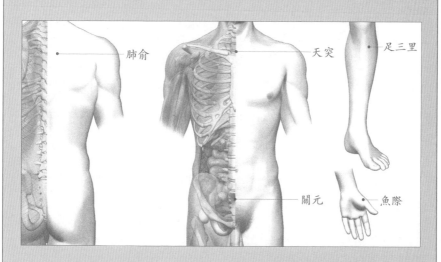

【取穴】

　　肺俞：第3胸椎棘突下凹陷，旁開約2橫指（食、中指）處是穴。

　　天突：在頸部正中線上，胸骨上窩中央。

足三里：小腿外側，外膝眼下3寸（約4橫指）。

魚際：在拇指本節後凹陷處，約當第1掌骨中點橈側，赤白肉際處。

關元：臍下3寸（約4橫指）。

【治療方法】

1. 溫和灸

每穴施灸5分鐘，每日進行1次，以被施灸者感到施灸處溫熱為宜，局部皮膚可有微紅現象。發作期10日為1療程，療程間休息2、3日。緩解期2天1次，長期堅持施術。

2. 隔薑灸

緩解期可進行。每穴3～6壯，以自覺溫熱不感到疼痛為宜，局部皮膚可有發紅現象。每日1次，6日為1療程，療程間休息2、3日。

【日常保健】

1. 因本病好發於寒冷季節，遇到寒冷刺激時病變可急性發作或迅速加重，因此，患者可在三伏天冬病夏治或日常長期使用艾灸。

2. 有害氣體和毒物如二氧化硫、一氧化碳、粉塵等會使病情加重，家庭中的煤爐散發的煤氣能誘發咳喘，廚房居室應注意通風或裝置脫排油煙機，以保持室內空氣新鮮。堅持鍛鍊，提高機體抗病能力，活動量以無明顯氣急、心跳加速及過分疲勞為度。飲食宜清淡，忌辛辣葷腥。

胃下垂

胃下垂是一種慢性疾病。一般以胃小彎弧線最低點下降至髂脊連線以下或十二指腸球部向左偏移時，稱為胃下垂。胃部呈凹狀，下腹部突出，食後自覺胃脘壓垂，有飽脹感、噯氣噁心、嘔吐、腸鳴或自覺有胃下墜之感。

有慢性腹痛或伴便秘、腹瀉、眩暈、乏力、心悸、失眠、多夢等。勞作時腹內有抽掣牽引感。

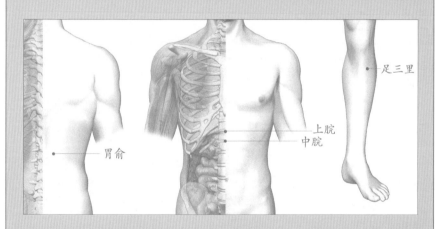

【取穴】

胃俞：第12胸椎棘突下凹陷，旁開約2橫指（食、中指）處是穴。

上脘：臍中與胸劍聯合部（心口窩上邊）中點。再向上量1橫指處是穴。

中脘：臍中與胸劍聯合部（心口窩上邊）中點。

足三里：小腿外側，外膝眼下3寸（約4橫指）。

【治療方法】

1. 溫和灸

諸穴各灸10分鐘，每日1次，7日為1療程。

2. 年老久病體虛者或氣虛者可用隔薑灸

每穴用中、小艾炷灸3～5壯，每日1次，3～5次為1療程。

【日常保健】

1. 應注意飲食，宜少食多餐，少食主食，多食蔬菜，並細嚼慢嚥。

2. 胃下垂患者應進行適當的體育鍛鍊，增強體質，提高胃腸功能，促進食物消化及營養的吸收。

3. 便秘可加重胃下垂，所以本病患者應防止便秘。

呃 逆

呃逆俗稱打嗝，是指由多種原因引起的喉間頻頻作聲，聲音急而短促，不能自制的一種症候。

主要表現為呃聲頻作不能自制。實證多突發，呃聲洪亮有力，可伴有口臭、便秘、胸脅脹悶等症狀；虛證呃聲低弱，氣不接續，可伴有食少納呆、疲勞無力等症狀。

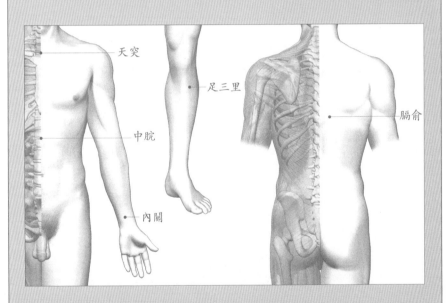

天突

足三里

中脘

內關

膈俞

【取穴】

膈俞：第7胸椎（棘突）下凹陷外側約2橫指處取穴。

內關：腕關節掌側第1橫紋中點直上約2橫指處，與外關

相對，用力按壓有酸脹感。

中脘：臍中與胸劍聯合部（心口窩上邊）中點。

足三里：小腿外側，外膝眼下3寸（約4橫指）。

天突：在頸部，當前正中線上，胸骨上窩中央。

【治療方法】

溫和灸或雀啄灸

每穴施灸5分鐘，每日進行1次，以被施灸者感到施灸處溫熱為宜，局部皮膚可有微紅現象。7日為1療程，療程間休息1、2日。

【日常保健】

1. 因進食過快發生呃逆，可用喝開水（稍熱佳）的方法，喝一大口，分次咽下。

2. 可咀嚼生薑片。飲食，忌生冷油膩，不要進食過快、暴飲暴食。

3. 注意休息、保暖。

胃、十二指腸潰瘍

胃及十二指腸潰瘍是一種常見的消化系統疾病,又稱消化性潰瘍,是指胃壁、十二指腸球部發生慢性潰瘍病變。潰瘍多為單個,病發於胃時稱為胃潰瘍,出現在十二指腸則稱十二指腸潰瘍。

主要表現為慢性、週期性的上腹疼痛,胃潰瘍多發生於飯後1小時左右,之後可逐漸緩解;十二指腸潰瘍多發生於食後3～4小時,胃酸一般顯著增多。均可伴有噁心、反酸、嘔吐、食慾差等,嚴重者可伴有嘔血、便血甚至休克。

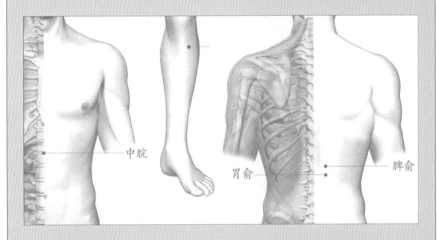

中脘　　胃俞　　脾俞

【取穴】

脾俞:第11胸椎棘突下凹陷,旁開約2橫指(食、中指)處是穴。

胃俞：第12胸椎棘突下凹陷，旁開約2橫指（食、中指）處是穴。

中脘：臍中與胸劍聯合部（心口窩上邊）中點。

足三里：小腿外側，外膝眼下3寸（約4橫指）。

【治療方法】

1.溫和灸或雀啄灸

每穴施灸5分鐘，每日進行1次，以被施灸者感到施灸處溫熱為宜，局部皮膚可有微紅現象。7日為1療程，療程間休息1、2日。

2.隔薑灸

每穴3～6壯，以自覺溫熱為宜，勿令疼痛，局部皮膚可有發紅現象。每日進行1次，6日為1療程，療程間休息2、3日。

【日常保健】

1.治療期間要注意生活有規律，忌菸酒，飲食有節，宜食清淡。

2.有併發症如出血、穿孔等時，應去醫院就診。

慢性胃炎

　　慢性胃炎是指由於不同原因而引起的各種慢性胃黏膜炎性病變。本病可發生於各年齡段，十分常見。主要表現為胃部脹滿或疼痛，空腹時症狀不甚明顯，進食後症狀凸顯，可伴有噯氣、噁心、反酸、嘔吐、食慾差等症狀。

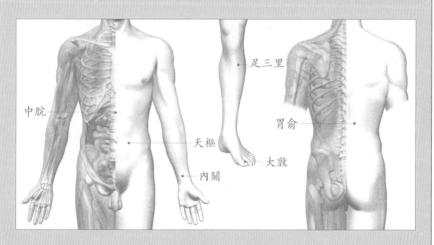

【取穴】

　　天樞：坐位或仰臥位，肚臍旁開約2橫指處，按壓有酸脹感。

　　足三里：小腿外側，外膝眼下3寸（約4橫指）。

　　中脘：仰臥位，在上腹部，前正中線上，臍中與胸劍聯合部（心口窩上邊）中點。

　　胃俞：由平雙肩胛骨下角之椎骨（第7胸椎），往下推5

個椎骨，即第12胸椎棘突下凹陷，旁開約2橫指（食、中指）處是穴。

內關：腕關節掌側第1橫紋中點直上約2橫指處，與外關相對，用力按壓有酸脹感。

大敦：仰臥位，從足大趾甲外側緣與基底部各作一垂線，兩線的交點處是穴。

【治療方法】

溫和灸或雀啄灸。每穴施灸5分鐘，每日進行1次，以被施灸者感到施灸處溫熱為宜，局部皮膚可有微紅現象。10日為1療程，療程間休息1、2日。

【日常保健】

1. 治療期間要注意生活有規律，忌菸酒，保持精神愉快。

2. 飲食有節，不應吃對胃有刺激的食物，宜食清淡、易消化食物，不喝濃茶、濃咖啡等。

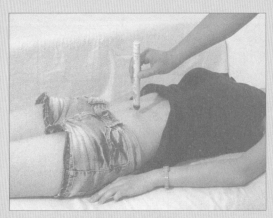

灸天樞

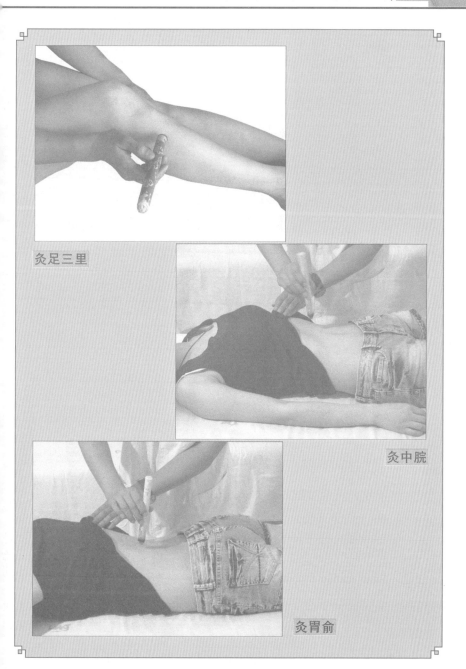

灸足三里

灸中脘

灸胃俞

便　秘

　　便秘是一種主要以排便次數減少，糞便量減少，糞便乾結，排便費力等表現為主的症狀。正常人排便習慣多為每日1～2次或1～2日1次，便質多為成形或質軟；少數健康人也可每日3次或3日1次，且糞便半成形或呈臘腸樣硬便。所以，對有無便秘的判斷還需依據糞便的性狀及本人平時排便習慣。

　　表現為排便週期超過48小時，糞質堅硬，難以排空，或糞質黏滯，排便不利，排便時間延長。一般伴有腹脹、噯氣等。

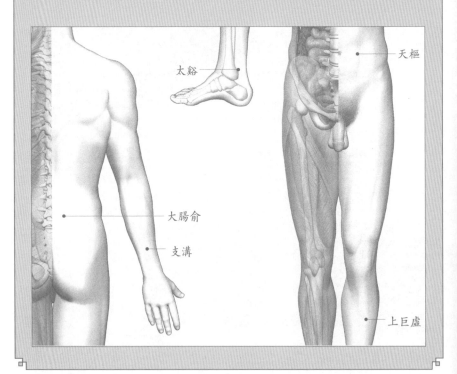

【取穴】

天樞：肚臍旁開約2橫指處，按壓有酸脹感。

大腸俞：第4腰椎棘突下凹陷，旁開約2橫指（食、中指）處是穴。

上巨虛：小腿外側，足三里下3寸（約4橫指）。

支溝：腕背橫紋中點直上約3橫指處。

太谿：由足內側高骨（內踝尖）往後推至凹陷處（大約當內踝尖與跟腱間的中點）即是本穴。

【治療方法】

1. 溫和灸

諸穴各灸10分鐘，每日1次，7日為1療程。

2. 氣虛者可用隔薑灸

每穴用中、小艾炷灸3～5壯，每日1次，3～5次為1療程。

【日常保健】

1. 便秘患者應養成良好的作息規律，尤其是排便規律，宜多運動。

2. 經艾灸治療3療程後仍無明顯好轉者應及時就醫。

痔瘡

　　痔瘡是肛門直腸底部及肛門黏膜的靜脈叢發生曲張而形成一個或多個柔軟的靜脈團的一種慢性疾病。根據發病部位不同分為內痔、外痔、混合痔。痔瘡症狀以便血、痔核脫出、肛門分泌物、疼痛以及便秘。便血是痔瘡常見的早期症狀，起初多為無痛性便血，血色鮮紅，不與糞便相混，可表現為手紙帶血、滴血甚或噴射狀出血，便後出血停止，且呈間歇性，飲酒、疲勞、過食辛辣或便秘等因素可誘發加重。

　　痔核脫出多見於中、晚期患者，因痔核較大，排便受壓時可脫出肛門外，初起尚能自行回復，日久則無法自行回納。分泌物溢於肛門外，刺激肛周皮膚，易發濕疹，瘙癢不適。外痔或混合痔常伴有疼痛，當痔外靜脈破裂出血時引起劇烈疼痛。

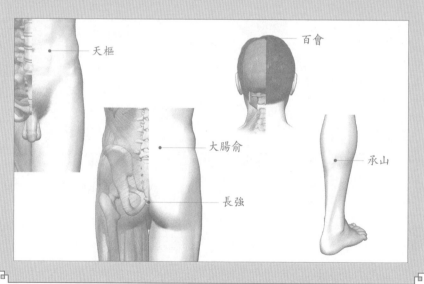

天樞

百會

大腸俞

承山

長強

【取穴】

長強：尾骨端與肛門連線中點。

天樞：肚臍旁開約2橫指處，按壓有酸脹感。

大腸俞：第4腰椎棘突下凹陷，旁開約2橫指（食、中指）處是穴。

承山：下肢伸直或足跟上提，其小腿肚子（腓腸肌部）出現人字紋，在其下可觸及一凹陷，按壓有酸脹感。

百會：頭部正中，兩耳尖連線的交點處取穴。

【治療方法】

1. 溫和灸

諸穴各灸10分鐘，每日1次，7日為1療程。

2. 久病脾氣虛弱者可用隔薑灸

每穴用中、小艾炷灸3～5壯，每日1次，3～5次為1療程。

【日常保健】

1. 痔瘡患者應加強鍛鍊，避免久坐，並養成便後坐浴的習慣。

2. 注意飲食，不飲酒，忌食辛辣刺激性食物，多食蔬菜水果。

膽囊炎

　　膽囊炎是細菌性感染或化學性刺激（膽汁成分改變）引起的膽囊炎性病變，為膽囊的常見病，分急性和慢性兩種。急性膽囊炎有可能是第一次發作，也有可能是慢性膽囊炎突然發作。本病多見於中年人，女性發病較多。

　　主要表現為右上腹疼痛，或有向右側肩背部放射性疼痛，腹部脹滿，消化不良，厭食油膩等症狀。急性發作時可有右上腹絞痛、噁心、嘔吐等症狀，或有結石。

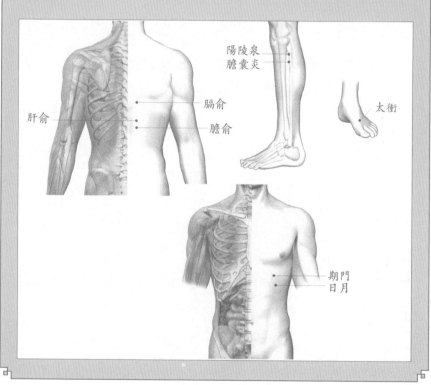

【取穴】

肝俞：第9胸椎棘突下凹陷，旁開約2橫指（食、中指）處是穴。

膽俞：第10胸椎棘突下凹陷，旁開約2橫指（食、中指）處是穴。

膈俞：第7胸椎（棘突）下凹陷外側約2橫指處取穴。

膽囊穴：小腿外側上部，腓骨小頭前下方直下2寸。

陽陵泉：在小腿外側，摸到游離的高骨（腓骨小頭）前下方即是本穴。

太衝：由第1、2趾間交叉處向足背上推，至其兩骨聯合緣凹陷中（約交叉處上2橫指）處，即是本穴。

日月：上腹部，乳頭直下，第7肋間隙，前正中線旁開4寸。

期門：劍突下端旁開4寸（約4橫指半）。

【治療方法】

溫和灸：每穴施灸5分鐘，每日進行1次，以被施灸者感到施灸處溫熱為宜，局部皮膚可有微紅現象。急性發作時，7日為1療程，療程間休息1、2日；慢性膽囊炎者，每日飯前艾灸，不限療程。

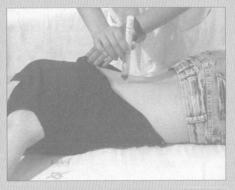

灸肝俞

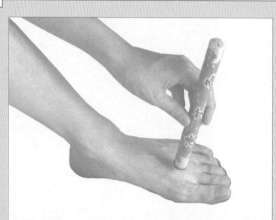

灸太衝

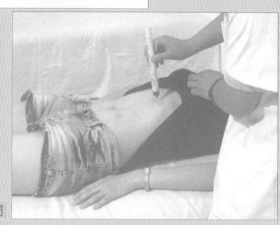

灸期門

【日常保健】

　　1. 急性發作嚴重，絞痛、黃疸、發燒等症狀出現時，應立即去醫院就診。

　　2. 保持心情舒暢，及時釋放壓力。

　　3. 飲食有節，不可過飽，宜食清淡、易消化食物，保持大便通暢。

冠心病

　　冠心病全稱冠狀動脈粥樣硬化性心臟病，是指冠狀動脈粥樣硬化使管腔狹窄或阻塞導致心肌缺血缺氧而引起的心臟病。

　　主要表現為膻中或左胸部發作性疼痛、憋悶。輕者偶發短暫而輕微的胸悶或疼痛，或發作性膻中、左胸部不適感；重者疼痛劇烈，常伴有心悸、氣短、喘促、面色蒼白、出冷汗甚至瀕死感等症狀。

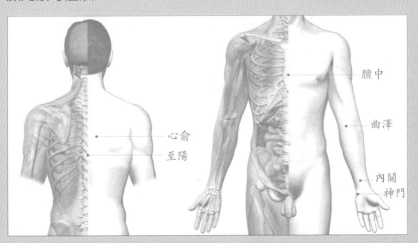

心俞
至陽
膻中
曲澤
內關
神門

【取穴】

　　心俞：坐位，拇指沿肩胛岡外側向內側推至肩胛岡內上緣，兩側內上緣連線與脊柱相交所在的椎體為第3胸椎，向下推2個椎體，第5胸椎棘突下凹陷，旁開約2橫指（食、中指）處是穴。

膻中：身體前正中線上，兩乳頭連線中點處是穴。

至陽：在背部，後正中線上，第7胸椎棘突下凹陷中。

神門：腕關節掌側第1橫紋內側端（近小指側）取穴。

內關：腕關節掌側第1橫紋中點直上約2橫指處，與外關相對，用力按壓有酸脹感。

曲澤：在肘橫紋中，肱二頭肌的尺側緣。

【治療方法】

溫和灸

每穴施灸5分鐘，每日進行1次，以被施灸者感到施灸處溫熱為宜，局部皮膚可有微紅現象。10日為1療程，療程間休息1、2日，長期治療。

【日常保健】

1. 疼痛發作頻繁，程度加重時，應及時採用中西藥治療或立即去醫院就診。

2. 保持心情舒暢。

3. 飲食有節，不可暴飲暴食，宜食清淡，禁菸酒、濃茶、咖啡等。

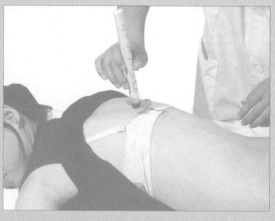

灸心俞

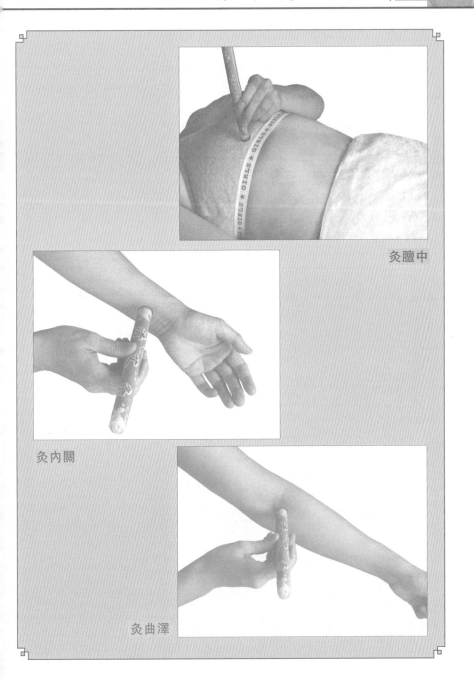

灸膻中

灸內關

灸曲澤

神經衰弱

　　神經衰弱是指大腦由於長期的情緒緊張和精神壓力，從而產生精神活動能力的減弱，是亞健康常見症狀之一。

　　其主要特徵是精神易興奮和易疲勞，睡眠障礙，記憶力減退，頭痛等，伴有各種軀體不適等症狀，病程遷延，時輕時重，病情波動常與社會心理因素有關。

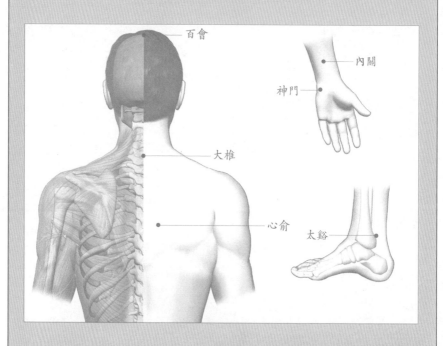

【取穴】

心俞：第5胸椎棘突下凹陷，旁開約2橫指（食、中指）

處是穴。

神門：腕關節掌側第1橫紋內側端（近小指側）取穴。

百會：頭部正中，兩耳尖連線的交點處取穴。

內關：腕關節掌側第1橫紋中點直上約2橫指處，與外關相對，用力按壓有酸脹感。

大椎：頸部最高骨、第7頸椎棘突下。

太谿：由足內側高骨（內踝尖）往後推至凹陷處（大約當內踝尖與跟腱間的中點）即是本穴。

【治療方法】

溫和灸：取灸條在內關、神門、太谿穴各施灸5分鐘，再灸百會、大椎、心俞穴各5分鐘，每日進行1次，以被施灸者感到施灸處溫熱為宜，局部皮膚可有微紅現象。10日為1療程，療程間休息1、2日。

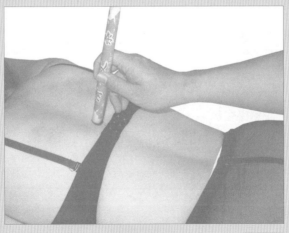

灸心俞

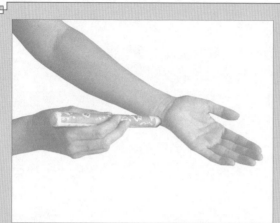

灸神門

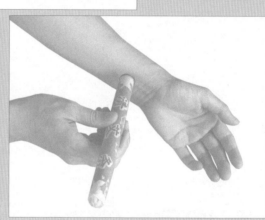

灸內關

【日常保健】

1. 不可過度疲勞，作息時間要規律。

2. 保持心情舒暢，注意心理疏導，如有嚴重心理疾患應做心理諮詢或治療。

3. 應進行戶外鍛鍊以增強體質。

4. 飲食宜養血固腎之品，如菠菜、櫻桃、海參、魚類等。

偏頭痛

　　偏頭痛是一種復發性中度到重度頭痛，為慢性神經系統疾病，常伴有一些植物神經系統症狀，常有家族史。發作前常有閃光、視物模糊、肢體麻木等先兆，數分鐘至1小時左右出現頭部一側跳痛，並逐漸加劇。

　　主要表現為劇烈頭痛，可持續數小時至數日，發作前常有先兆症狀，如嗜睡，倦怠，眼前出現閃光，面唇及肢體麻木，失語等，發作時常伴有噁心、嘔吐、腹瀉、汗出、心跳加快等症狀。

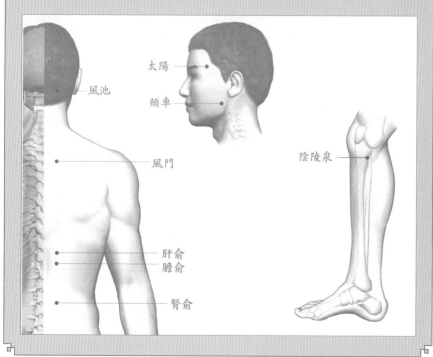

風池

太陽

頰車

風門

陰陵泉

肝俞
膽俞

腎俞

【取穴】

太陽：眼外角外側，距眼外角約1橫指。

頰車：側坐，下頜角前上方約1橫指，當咀嚼時咬肌隆起高點處，放鬆時按之有酸脹感。

風池：耳後乳突尖端稍內上方凹陷處，當胸鎖乳突肌與斜方肌上端之間的凹陷中取穴。

風門：大椎穴往下推2個椎骨，其下緣旁開約2橫指（食、中指）處是穴。

肝俞：第9胸椎棘突下凹陷，旁開約2橫指（食、中指）處是穴。

膽俞：第10胸椎棘突下凹陷，旁開約2橫指（食、中指）處是穴。

腎俞：第2腰椎棘突下凹陷，旁開約2橫指（食、中指）處是穴。

陰陵泉：用拇指沿小腿內側骨內緣（脛骨內側）由下往上推，至拇指抵膝關節下時，脛骨向內上方彎曲之凹陷即是本穴。

【治療方法】

溫和灸

每穴施灸5分鐘，每日進行1次，以被施灸者感到施灸處溫熱為宜，局部皮膚可有微紅現象。7日為1療程，療程間休息1、2日。

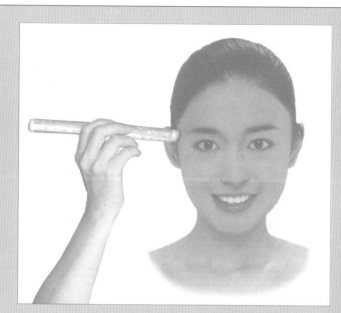

灸太陽

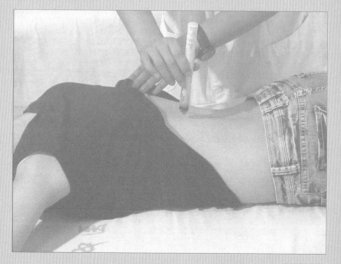

灸肝俞

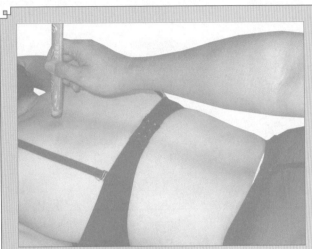

灸風門

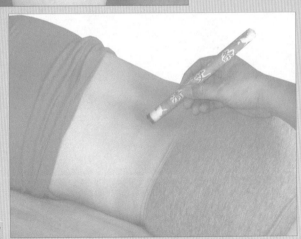

灸腎俞

【日常保健】

1. 不可過度疲勞，保證睡眠時間。

2. 保持心情舒暢，及時舒緩壓力。

3. 飲食宜新鮮素食、水果，忌食辛辣、忌菸酒。

三叉神經痛

三叉神經痛是常見的腦神經疾病，以一側面部三叉神經分佈區域內反覆發作的陣發性劇烈痛為主要表現，但無感覺缺失及運動障礙。發病女性略多於男性，多發生於中老年人。

主要表現為在頭面部三叉神經分佈區域內，發病驟發，驟停，閃電樣、刀割樣、燒灼樣、頑固性、難以忍受的劇烈性疼痛。說話、洗臉、刷牙或微風拂面，甚至走路時都會導致陣發性的劇烈疼痛。發作次數不定，痛時面部肌肉抽搐，可伴有面部潮紅、流淚、目赤、流涎等症狀。疼痛歷時數秒或數分鐘，疼痛呈週期性發作，間歇期同正常人一樣。

【取穴】

顴髎：在面部，眼外角直下，顴骨最高點下緣可觸及一凹陷，按壓有明顯酸脹感。

太陽：眼外角外側，距眼外角約1橫指。

合谷：以一手的拇指指間關節橫紋，放在另一手拇、食指之間的指蹼緣上，當拇指尖下是穴。或者拇、食二指合攏時，肌肉隆起最高處是穴。

行間：第1、2腳趾間交叉處稍後方取穴。

俠谿：足背部，第4、5腳趾交叉處稍後方取穴。

內庭：在足背2、3趾交叉正中略後一點兒（約半橫指）的凹陷處，按壓有酸脹感。

聽會：耳屏間切跡的前方，下頜骨髁突後緣凹陷處。

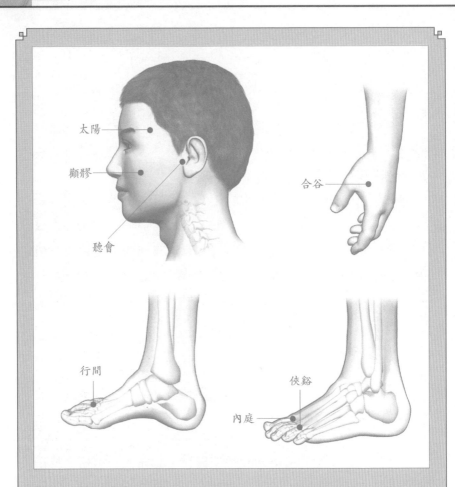

【治療方法】

溫和灸或雀啄灸

每穴施灸5分鐘，每日進行1次，以被施灸者感到施灸處溫熱為宜，局部皮膚可有微紅現象。10日為1療程，療程間休息1、2日。緩解期用溫和灸，發作期可用雀啄灸。

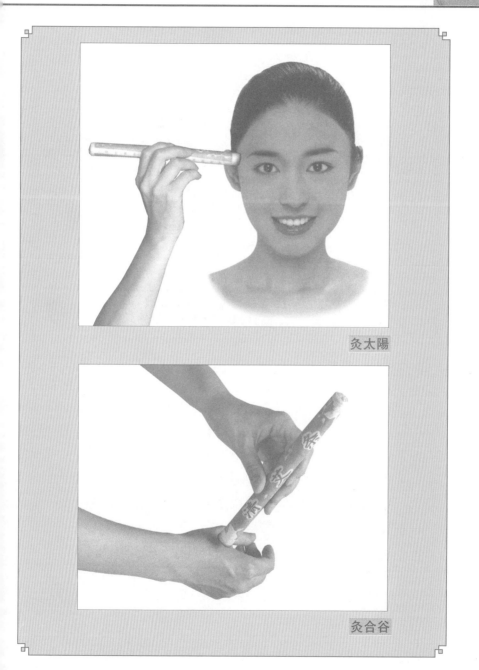

灸太陽

灸合谷

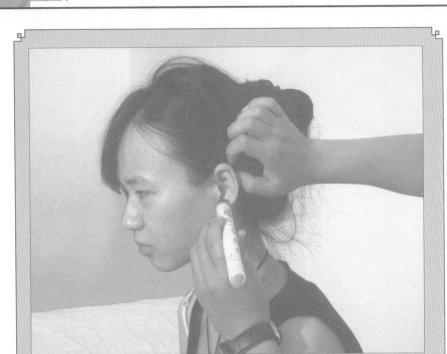

灸聽會

【日常保健】

1. 治療期間注意保暖，避免患部受風寒之邪的侵襲。
2. 洗臉等有面部活動時要輕柔。
3. 保證休息時間，不要過度疲勞。
4. 保持情緒穩定，心情舒暢。
5. 飲食應選擇軟的、容易消化的食物。

高血壓

　　高血壓是一種以體循環動脈壓增高為主要特點的臨床綜合徵，安靜狀態下收縮壓≥21.3千帕，舒張壓≥12.7千帕。我國本病發病率城市高於農村，北方高於南方，腦力勞動者高於體力勞動者，高原地區患病率較高。可有家族史。

　　主要表現為頭暈、頭痛、頭脹、耳鳴、心悸、失眠等，後期可見突然昏倒，神昏不語，半身不遂等症狀。

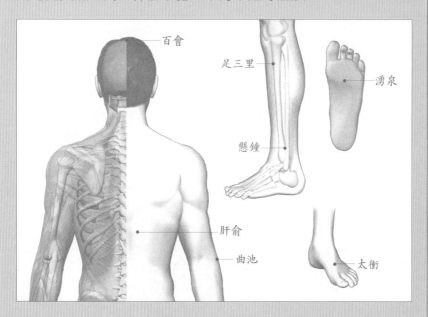

【取穴】

百會：頭部正中，兩耳尖連線的交點處取穴。

湧泉：足底前 1/3 處，足趾蹠屈時呈凹陷處。

足三里：小腿外側，外膝眼下 3 寸（約 4 橫指）。

太衝：由第 1、2 趾間交叉處向足背上推，至其兩骨聯合緣凹陷中（約交叉處上 2 橫指）處，即是本穴。

肝俞：由平雙肩胛骨下角之椎骨（第 7 胸椎），往下推兩個椎骨，即第 9 胸椎棘突下凹陷，旁開約 2 橫指（食、中指）處是穴。

曲池：屈肘 90° 角，肘橫紋外側端外凹陷中即是本穴。

懸鐘：正坐位或仰臥位，從外踝高骨（外踝尖）向上量 4 橫指處是穴。

【治療方法】

溫和灸或雀啄灸

每穴施灸 5 分鐘，每日進行 1 次，以被施灸者感到施灸處溫熱為宜，局部皮膚可有微紅現象。10 日為 1 療程，療程間休息 2、3 日。

【日常保健】

1. 保持情緒穩定，心情舒暢。

2. 飲食宜清淡，少食多餐，避免過飽，忌食辛辣，忌菸酒。

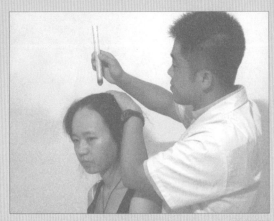

灸百會

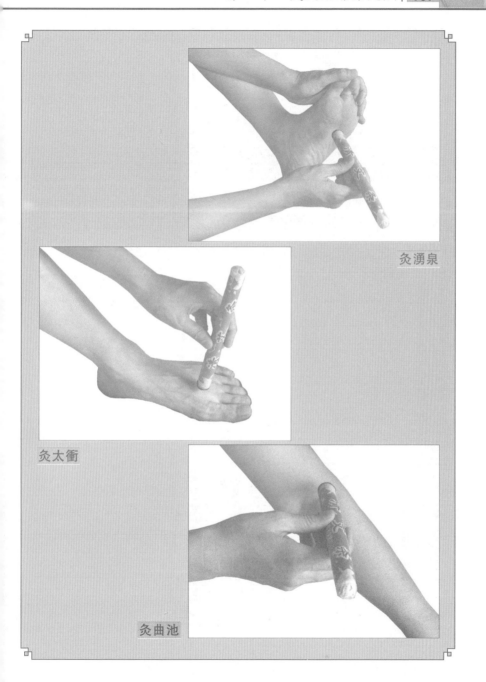

灸湧泉

灸太衝

灸曲池

中風後遺症

　　中風後遺症是指腦部發生局部性血液循環障礙而導致不同程度的意識障礙、神經系統受損等的疾病，即中風發病6個月以後，仍遺留程度不同的偏癱、麻木、言語謇澀不利、口舌喎斜、癡呆等症狀。主要表現為半身不遂，可伴見肢體無力，語言不利，口角喎斜，面色萎黃無華，舌體不正等症狀。

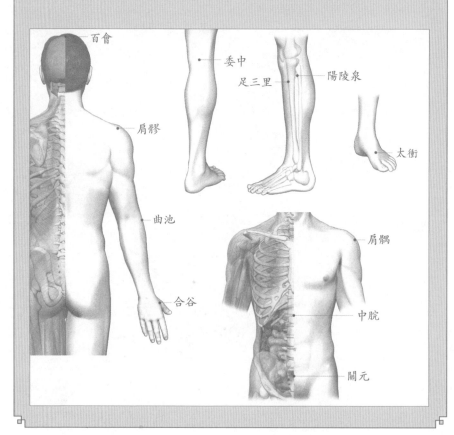

【取穴】

百會：頭部正中，兩耳尖連線的交點處取穴。

肩髃：上臂外展至水平位，在肩部高骨外，肩關節上出現兩個凹陷，前面的凹陷是本穴。

肩髎：上臂外展至水平位，在肩部高骨外，肩關節上出現兩個凹陷，後面的凹陷是本穴。

中脘：仰臥位，在上腹部，前正中線上，臍中與胸劍聯合部（心口窩上邊）中點。

關元：臍下3寸（約4橫指）。

足三里：小腿外側，外膝眼下3寸（約4橫指）。

太衝：由第1、2趾間交叉處向足背上推，至其兩骨聯合緣凹陷中（約交叉處上2橫指）處，即是本穴。

曲池：屈肘90°，肘橫紋外側端外凹陷中即是本穴。

合谷：以一手的拇指指間關節橫紋，放在另一手拇、食指之間的指蹼緣上，當拇指尖下是穴。或者拇、食二指合攏，肌肉隆起最高處是穴。

委中：在膝部，膝橫紋中點處取穴。

陽陵泉：在小腿外側，摸到游離的高骨（腓骨小頭）前下方即是本穴。

【治療方法】

溫和灸或雀啄灸

每穴施灸5分鐘，每日進行1次，以被施灸者感到施灸處溫熱為宜，局部皮膚可有微紅現象。15日為1療程，療程間休

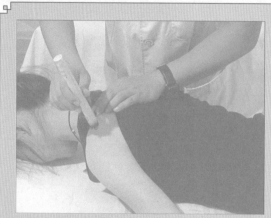

灸肩髎

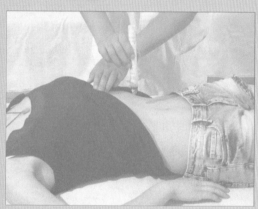

灸中脘

息2、3日。

【日常保健】

1. 患者艾灸治療同時，應配合功能性恢復鍛鍊，並堅持不懈。

2. 要作息規律，保證充足的睡眠時間，節制情緒。

3. 禁止疲勞，保持大便通暢，禁菸酒。

面神經麻痺

　　面神經麻痺又稱面癱，是指由各種原因引起的面神經麻痺，是以面部表情肌群運動功能障礙為主要特徵的一種常見病、多發病，不受年齡限制，四季均可發病，發病急驟，以一側面部發病多見。主要表現為突然發病，口角歪向健側，不能做皺眉、蹙額、鼓頰等動作，病側鼻唇溝、額紋變淺或消失，眼瞼閉合不全，病側面部表情板滯。

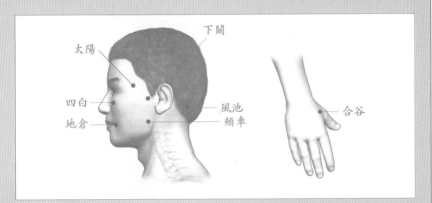

【取穴】

　　地倉：瞳孔直下做一條垂線，口角旁做一條水平線，兩線交點處取穴。

　　頰車：側坐，下頜角前上方約 1 橫指，當咀嚼時咬肌隆起高點處，放鬆時按之有酸脹感。

　　合谷：以一手的拇指指間關節橫紋，放在另一手拇、食指

之間的指蹼緣上，當拇指尖下是穴。或者拇、食二指合攏，肌肉隆起最高處是穴。

下關：頰車直上，在顴弓下緣取穴。

太陽：眼外角外側，距眼外角約1橫指。

風池：耳後乳突尖端稍內上方凹陷處，當胸鎖乳突肌與斜方肌上端之間的凹陷中取穴。

四白：在面部，直視前方，瞳孔直下，沿眼眶向下約半橫指，可觸及一凹陷，按之酸脹。

【治療方法】

溫和灸或雀啄灸

合谷穴施灸10分鐘，其餘各穴施灸5分鐘，每日進行1次，以被施灸者感到施灸處溫熱為宜，局部皮膚可有微紅現象。10日為1療程，療程間休息2、3日。病情嚴重時可用雀啄灸。

【日常保健】

1. 早發現早治療，配合針刺療法效果極佳。

2. 避免吹風受涼。

3. 飲食忌生冷油膩、不易消化的食品。

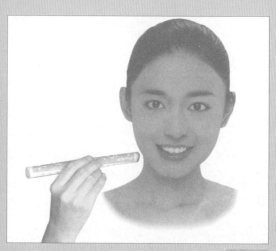

灸頰車

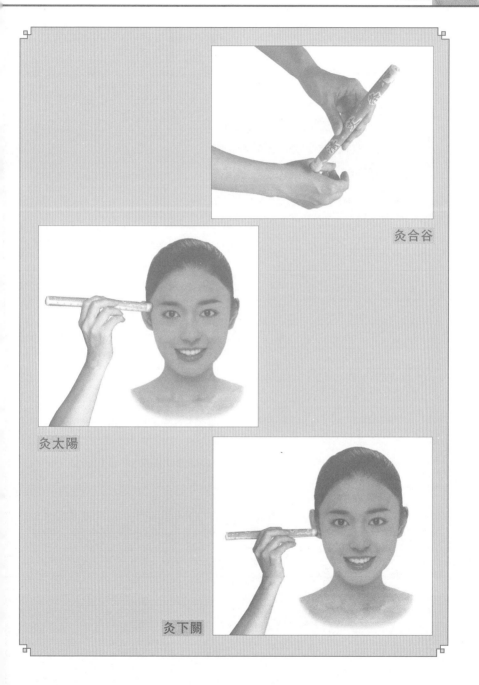

灸合谷

灸太陽

灸下關

低血壓

低血壓是指體循環動脈壓力低於正常狀態為主要特點的臨床綜合徵，安靜狀態下收縮壓≤12千帕、舒張壓≤8千帕。老年人收縮壓≤13.33千帕即為低血壓。

主要表現為頭暈、頭脹、耳鳴、心悸、面色蒼白、疲勞無力、四肢發涼、食慾差，消化不良等症狀。

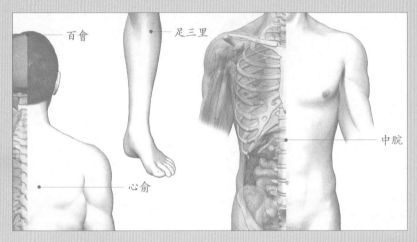

【取穴】

百會：頭部正中，兩耳尖連線的交點處取穴。

足三里：小腿外側，外膝眼下3寸（約4橫指）。

中脘：在上腹部，前正中線上，臍中與胸劍聯合部（心口窩上邊）中點。

心俞：第5胸椎棘突下凹陷，旁開約2橫指（食、中指）

處是穴。

【治療方法】

溫和灸或雀啄灸

每穴施灸5分鐘，每日進行1次，以被施灸者感到施灸處溫熱為宜，局部皮膚可有微紅現象。10日為1療程，療程間休息2、3日。

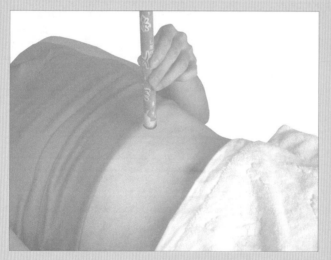

灸中脘

【日常保健】

1. 適當鍛鍊身體以改善體質。運動量不宜過大，要持之以恆。

2. 注意防止外傷出血。

3. 要作息規律，飲食宜營養豐富，少食西瓜等通利之品。

遺　精

　　遺精是指不因性交而精液自行外泄的一種疾病。其原因有：一是缺乏正確的性知識或有長期手淫的不良習慣；二是生殖器官局部的病變刺激，如包皮過長、包莖或尿道炎等。

　　遺精是成年男子正常的生理現象，但次數超過每週2次以上，並伴有精神萎靡、腰酸腿軟、心慌氣喘等症狀則屬於病理性遺精。

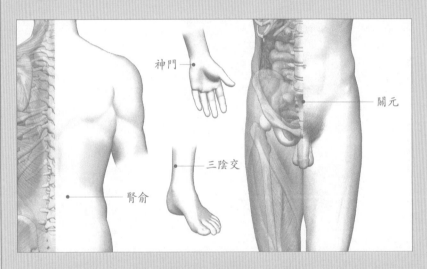

神門

關元

三陰交

腎俞

【取穴】

　　腎俞：第2腰椎棘突下凹陷，旁開約2橫指（食、中指）處是穴。

　　關元：臍下3寸（約4橫指）。

　　三陰交：在內踝高骨（內踝尖）直上約4橫指處，脛骨內側面後緣，按壓有酸脹感。

　　神門：腕關節掌側第1橫紋內側端（近小指側）取穴。

【治療方法】

1. 溫和灸

諸穴各灸10分鐘，每日1次，7日為1療程。

2. 若腎虛精關不固者可採用隔鹽灸神闕

將臍窩用食鹽填滿，再將艾炷放於食鹽上施灸，每次5～7壯，隔日1次，10次為1療程；腎俞、關元等穴也可採用隔薑灸，方法同前。

【日常保健】

　　1. 遺精久治不癒者可於長強穴隔薑灸15～25壯，每日1次。

　　2. 青少年如偶發遺精屬正常生理現象，無須過分關注，應將精力放於學習之上，並加強體育鍛鍊。

　　3. 治療期間忌食生冷，並停止房事。

陽 痿

陽痿又名陰痿，屬現代醫學的性功能障礙，或性神經衰弱。本病在臨床上較為常見。

表現為性交時陰莖痿而不舉，或舉而不堅，或堅而不久，無法進行正常的性生活。且常伴有神疲乏力，酸膝酸軟，畏寒肢冷，精神苦悶或小便不暢等。

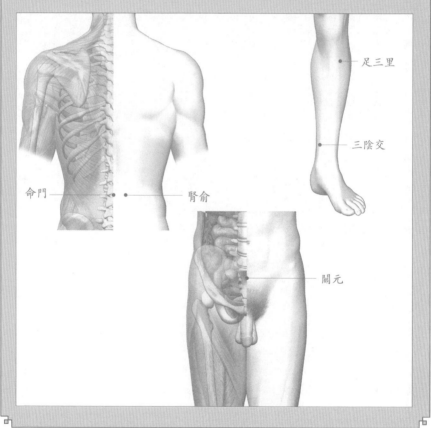

足三里

三陰交

命門

腎俞

關元

【取穴】

三陰交：內踝高骨（內踝尖）直上約4橫指處，脛骨內側面後緣，按壓有酸脹感。

腎俞：第2腰椎棘突下凹陷，旁開約2橫指（食、中指）處是穴。

關元：臍下3寸（約4橫指）。

命門：第2腰椎棘突下凹陷處是穴。

足三里：小腿外側，外膝眼下3寸（約4橫指）。

【治療方法】

1. 溫和灸

諸穴各灸10分鐘，每日1次，7日為1療程。

2. 陽虛者可採用隔薑灸或隔附子餅灸

每次5～7壯，隔日1次，10次為1療程。

【日常保健】

1. 治療期間應忌生冷、油膩，節房事。

2. 疏導心理，消除心結。95%陽痿屬於功能性的，是可以治癒的。對於由於體力消耗過度或精神壓力過大而偶爾出現的陽痿不用在意，身體或者精神恢復後症狀自然消失。

早 洩

　　早洩是指房事時過早射精而影響正常性交而言，是男子性機能障礙的常見病症，多與遺精、陽痿相伴出現。

　　表現為陰莖進入陰道前或接觸陰道後立即射精，以致不能進行正常的性交。或性交時間少於1分鐘或運動少於15次即射精而無法滿足正常的性生活。

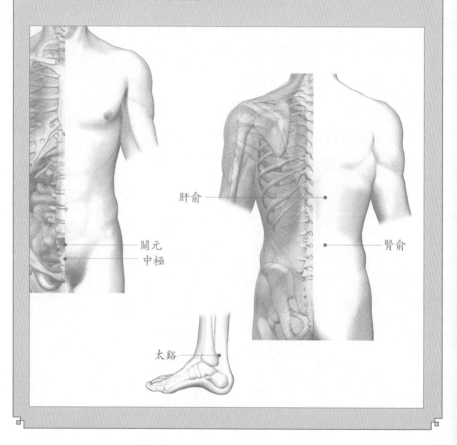

肝俞

關元
中極

腎俞

太谿

【取穴】

關元：臍下3寸（約4橫指）。

腎俞：第2腰椎棘突下凹陷，旁開約2橫指（食、中指）處是穴。

肝俞：第9胸椎棘突下凹陷，旁開約2橫指（食、中指）處是穴。

中極：以肚臍為中心，臍下約4指半處是穴。

太谿：由足內側高骨（內踝尖）往後推至凹陷處（大約當內踝尖與跟腱間的中點）即是本穴。

【治療方法】

1.溫和灸

諸穴各灸10分鐘，每日1次，7日為1療程。

2.腎虛者可採用隔薑灸或隔附子餅灸

每次5～7壯，隔日1次，10次為1療程。

【日常保健】

1. 治療期間應忌食生冷、油膩、醇酒、厚味。亦應停止性生活。

2. 可與心理療法相配合，疏導患者心理，消除心結。

慢性前列腺炎

慢性前列腺炎是男性泌尿生殖系統常見病之一，包括慢性細菌性前列腺炎和非細菌性前列腺炎兩種。

主要表現為有反覆發作的尿路感染症狀，如尿頻、尿急、尿痛、排尿燒灼感，排尿困難，尿瀦留，後尿道、肛門、會陰區墜脹不適，持續時間超過3個月。

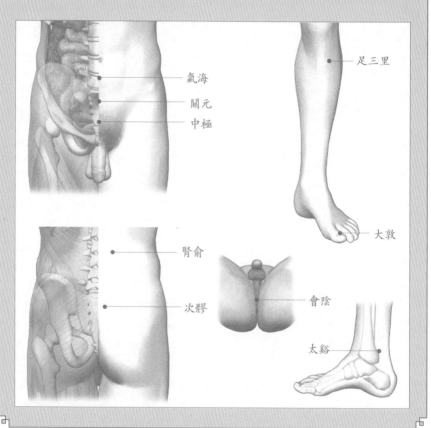

氣海
關元
中極
足三里
大敦
腎俞
次髎
會陰
太谿

【取穴】

氣海：臍下 1.5 寸（約 2 橫指）。

關元：臍下 3 寸（約 4 橫指）。

中極：以肚臍為中心，臍下 4 寸，約 4 橫指半處是穴。

腎俞：坐位，身體兩側高骨（髂嵴）連線與脊柱相交所在的椎體為第 4 腰椎，向上推兩個椎體，即第 2 腰椎棘突下凹陷，旁開約 2 橫指（食、中指）處是穴。

足三里：小腿外側，外膝眼下 3 寸（約 4 橫指）。

太谿：由足內側高骨（內踝尖）往後推至凹陷處（大約當內踝尖與跟腱間的中點）即是本穴。

會陰：側臥位，男性在陰囊根部與肛門連線的中點，女性在大陰唇後聯合與肛門連線的中點。

大敦：仰臥位，從足大趾甲外側緣與基底部各做一垂線，兩線的交點處是穴。

次髎：俯臥，先找身體後側高骨（髂後上棘），其下 1 橫指，再內 1 橫指處是穴。

【治療方法】

溫和灸

每穴施灸 5 分鐘，每日進行 1 次，以被施灸者感到施灸處溫熱為宜，局部皮膚可有微紅現象。10 日為 1 療程，療程間休息 2、3 日。

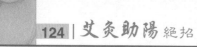
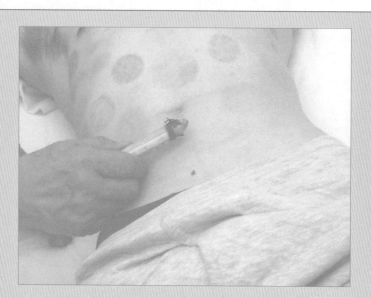

灸氣海

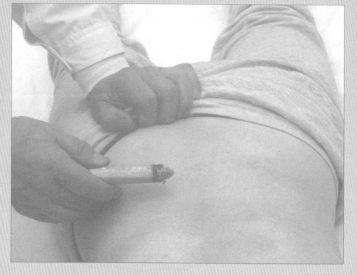

灸腎俞

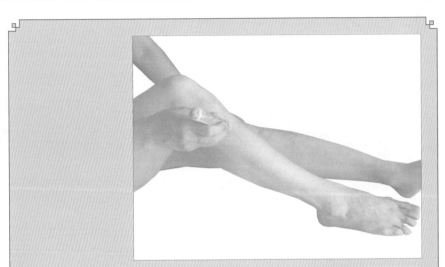

灸足三里

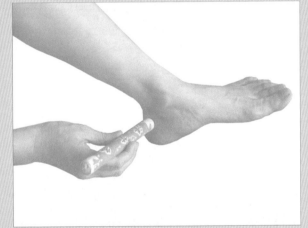

灸太谿

【日常保健】

1. 多喝水，多排尿。
2. 避免久坐及長時間騎車、騎馬等，加強體育鍛鍊。
3. 保持房事規律。

前列腺肥大

前列腺肥大又稱前列腺增生，是老年男性常見疾病，是指由於前列腺的逐漸增大對尿道及膀胱出口產生壓迫作用從而臨床上表現為尿頻、尿急、夜間尿次增加和排尿費力，並能導致泌尿系統感染、膀胱結石和血尿等併發症的疾病。

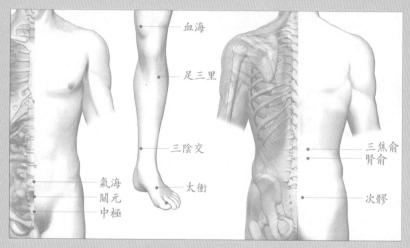

血海
足三里
三陰交
太衝
氣海
關元
中極
三焦俞
腎俞
次髎

【取穴】

三焦俞：第1腰椎棘突下凹陷，旁開約2橫指（食、中指）處是穴。

腎俞：第2腰椎棘突下凹陷，旁開約2橫指（食、中指）處是穴

次髎：俯臥，先找身體後側高骨（髂後上棘），其下1橫指，再內1橫指處是穴。

氣海：臍下1.5寸（約2橫指）。

中極：以肚臍為中心，臍下4寸，約4橫指半處是穴。

關元：臍下3寸（約4橫指）。

血海：屈膝，以左手掌心按於右膝髕骨上緣，第2～5指向上伸直，拇指約成45°斜置，拇指尖下是穴。

三陰交：在內踝高骨（內踝尖）直上約4橫指處，脛骨內側面後緣，按壓有酸脹感。

足三里：小腿外側，外膝眼下3寸（約4橫指）。

太衝：由第1、2趾間交叉處向足背上推，至其兩骨聯合緣凹陷中（約交叉處上2橫指）處，即是本穴。

【治療方法】

溫和灸：每穴施灸5分鐘，每日進行1次，以被施灸者感到施灸處溫熱為宜，局部皮膚可有微紅現象。10日為1療程，療程間休息2、3日。

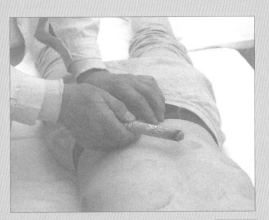

灸腎俞

【日常保健】

1. 保持心情舒暢，堅持鍛鍊以減少局部血液瘀滯，避免久坐及長時間騎車、騎馬等。

2. 不要憋尿，保持大便通暢。

3. 保持房事規律。忌菸酒、咖啡。

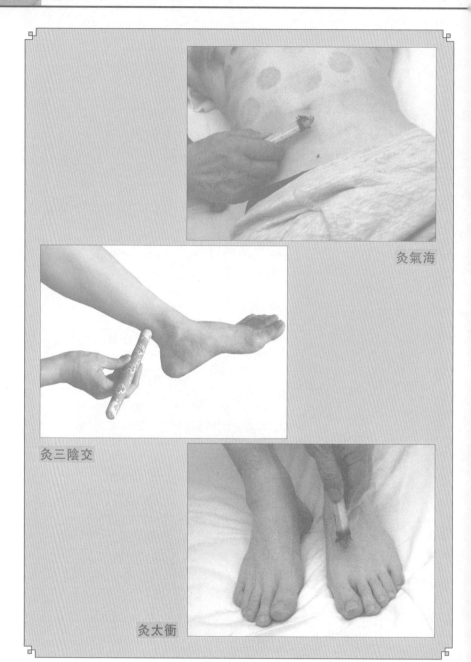

灸氣海

灸三陰交

灸太衝

更年期綜合徵

　　更年期綜合徵是指婦女從生育期向老年期過渡的一段時期，因卵巢功能逐漸衰退乃至喪失，雌激素水準下降而引起的植物神經功能紊亂所出現的一系列症狀。一般始於45歲左右，歷時10～20年，絕經是其重要標誌。

　　主要表現為月經量減少，頭暈目眩，耳鳴，汗出，情緒不穩，健忘，多疑，注意力不集中，可伴有心慌、失眠、高血壓等症狀。

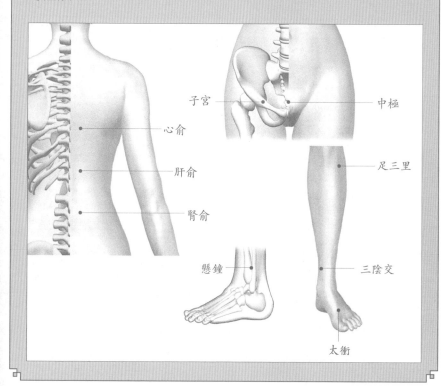

子宮

中極

心俞

肝俞

腎俞

足三里

懸鐘

三陰交

太衝

【取穴】

中極：以肚臍為中心，臍下4寸，約4橫指半處是穴。

心俞：第5胸椎棘突下凹陷，旁開約2橫指（食、中指）處是穴。

肝俞：第9胸椎棘突下凹陷，旁開約2橫指（食、中指）處是穴。

腎俞：第2腰椎棘突下凹陷，旁開約2橫指（食、中指）處是穴。

足三里：小腿外側，外膝眼下3寸（約4橫指）。

太衝：由第1、2趾間交叉處向足背上推，至其兩骨聯合緣凹陷中（約交叉處上2橫指）處，即是本穴。

三陰交：在內踝高骨（內踝尖）直上約4橫指處，脛骨內側面後緣，按壓有酸脹感。

子宮：臍下4寸（約4橫指半），旁開4橫指處。

懸鐘：正坐位或仰臥位，從外踝高骨（外踝尖）向上4橫指處是穴。

【治療方法】

溫和灸

每穴施灸5分鐘，每日進行1次，以被施灸者感到施灸處溫熱為宜，局部皮膚可有微紅現象。10日為1療程，療程間休息2、3日。宜長期施灸。

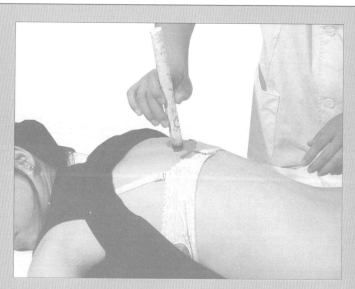

灸心俞

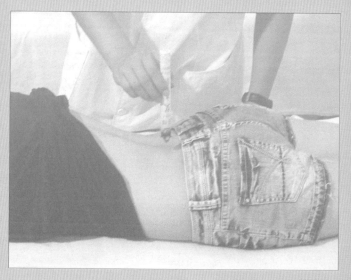

灸腎俞

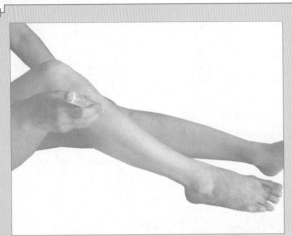

灸足三里

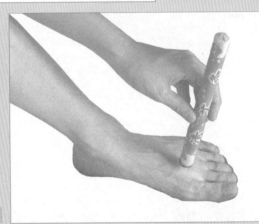

灸太衝

【日常保健】

1. 保持心情舒暢，調整心態，逐步適應本時期。

2. 作息規律，堅持戶外鍛鍊以增強體質，提高機體對本時期的適應能力。

3. 飲食宜清淡，忌菸酒、咖啡。

糖尿病

　　糖尿病是由於多種病因引起的以慢性高血糖為特徵的代謝紊亂。本病是常見病、多發病，患者人數隨著生活水準的提高、生活方式的改變逐年迅速增加，現已成為發達國家中繼心血管病、腫瘤之後的第三大非傳染性疾病，是嚴重威脅人類健康的世界性公共衛生問題之一。主要表現為多飲、多尿、多食、消瘦，可伴有疲乏無力，皮膚瘙癢，汗出，視力模糊，肢體麻木，傷口難癒合，免疫力下降等症狀。

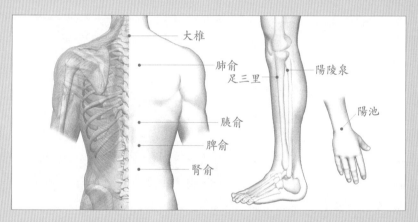

【取穴】

　　肺俞：第3胸椎棘突下凹陷，旁開約2橫指（食、中指）處是穴。

　　脾俞：由平雙肩胛骨下角之椎骨（第7胸椎），往下推4個椎骨，即第11胸椎棘突下凹陷，旁開約2橫指（食、中指）

處是穴。

腎俞：第2腰椎棘突下凹陷，旁開約2橫指（食、中指）處是穴。

大椎：頸部最高骨、第7頸椎棘突下。

胰俞：第8胸椎棘突下凹陷，旁開約2橫指（食、中指）處是穴。

陽池：腕背橫紋中點即是本穴。

陽陵泉：在小腿外側，摸到游離的高骨（腓骨小頭）前下方即是本穴。

足三里：小腿外側，外膝眼下3寸（約4橫指）。

【治療方法】

溫和灸

每穴施灸5分鐘，每日進行1次，以被施灸者感到施灸處溫熱為宜，局部皮膚可有微紅現象。10日為1療程，療程間休息2、3日。宜長期施灸。

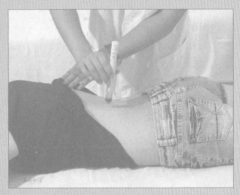

灸脾俞

【日常保健】

1. 保持心情舒暢，避免精神緊張。
2. 作息規律，堅持戶外鍛鍊以增強體質，節制房事。
3. 飲食宜低糖飲食，不可過飽，忌菸酒、咖啡。
4. 應積極控制血糖，防止併發症發生。

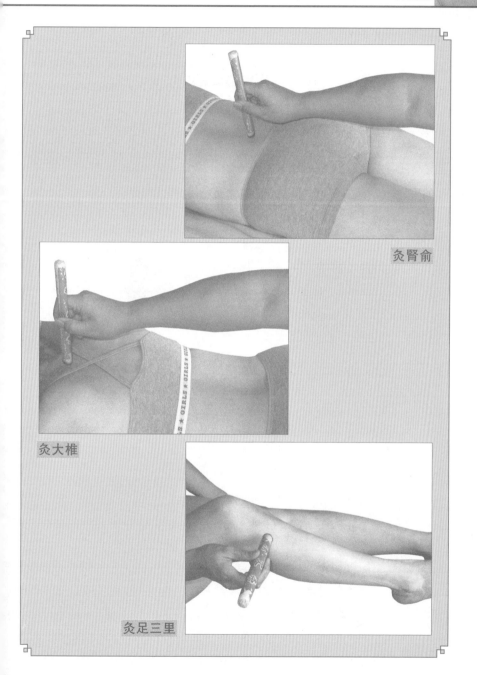

灸腎俞

灸大椎

灸足三里

小兒腹瀉

　　小兒腹瀉是指由多種原因引起的以腹瀉為主的疾病。是2歲以下嬰幼兒的常見病，好發於10月、11月。

　　主要表現為大便次數增多和性狀改變，可伴有發熱、嘔吐、腹痛、腸鳴等症狀及不同程度水、電解質、酸鹼平衡紊亂。

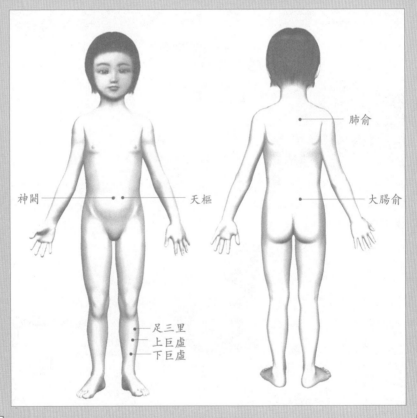

【取穴】

肺俞：第3胸椎棘突下凹陷，旁開約2橫指（食、中指）處是穴。

天樞：坐位或仰臥位，肚臍旁開約2橫指處，按壓有酸脹感。

足三里：小腿外側，外膝眼下3寸（約4橫指）。

神闕：肚臍正中心。

大腸俞：第4腰椎棘突下凹陷，旁開約2橫指（食、中指）處是穴。

上巨虛：小腿外側，足三里下3寸（約4橫指）。

下巨虛：小腿外側，上巨虛下3寸（約4橫指）。

【治療方法】

溫和灸

每穴施灸5分鐘，每日進行1次，以被施灸者感到施灸處溫熱為宜，局部皮膚可有微紅現象。一般2、3日可見效，見效後應隔日一灸，病癒即止。3歲以下嬰幼兒可視情況選擇2、3穴位進行艾灸治療。

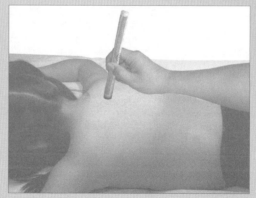

灸肺俞

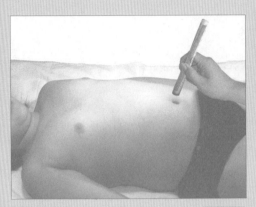

灸天樞

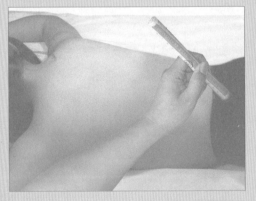

灸大腸俞

【日常保健】

1. 如重度腹瀉，應立即去醫院就診。

2. 多飲點溫開水，並在開水中加少許食鹽。

3. 飲食宜清淡，不可隨意食用零食、速食、生冷、油炸、燒烤等食物。

小兒遺尿

小兒遺尿是指3歲以上兒童在入睡以後不自覺地排尿，俗稱尿床。

主要表現為小兒夜間睡眠時不自覺地排尿，醒後方知，輕者數夜1次，重者1夜1～2次，可伴有面色萎黃或蒼白，小便清長頻數，易疲倦，食慾差等症狀。

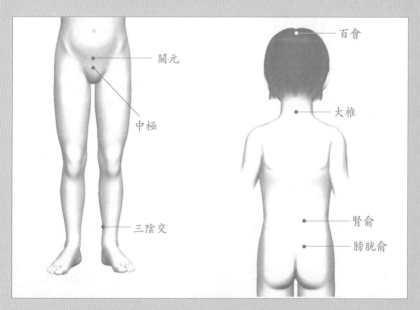

關元

中極

三陰交

百會

大椎

腎俞

膀胱俞

【取穴】

腎俞：第2腰椎棘突下凹陷，旁開約2橫指（食、中指）處是穴。

膀胱俞：骶椎棘突下凹陷，旁開約2橫指（食、中指）處是穴。

關元：臍下3寸（約4橫指）。

中極：以肚臍為中心，臍下4寸，約4橫指半處是穴。

三陰交：在內踝高骨（內踝尖）直上約4橫指處，脛骨內側面後緣，按壓有酸脹感。

大椎：頸部最高骨、第7頸椎棘突下。

百會：頭部正中，兩耳尖連線的交點處取穴。

【治療方法】

溫和灸

在百會、三陰交穴各施灸3分鐘，在關元、中極、大椎、腎俞、膀胱俞各灸5分鐘，每日進行1次，以被施灸者感到施灸處溫熱為宜，局部皮膚可有微紅現象。5日為1療程，療程間休息1、2日。

【日常保健】

1. 保持小兒的個人衛生，注意清洗局部，尿濕後要及時更換衣物。

2. 在整個療程中，要有耐心逐漸糾正患兒害羞、焦慮、恐懼及畏縮等情緒或

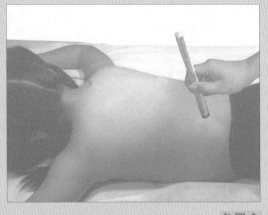

灸腎俞

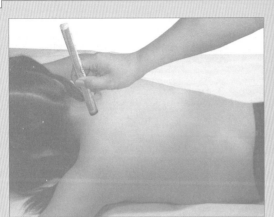

灸大椎

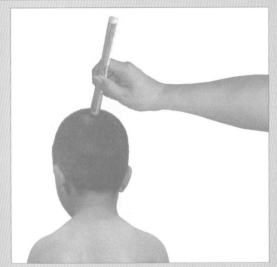

灸百會

行為，照顧到患兒的自尊心，多勸慰鼓勵，少斥責、懲罰，減輕其心理負擔。

　　3.晚飯後避免飲水，睡覺前排空膀胱內的尿液，半夜叫醒小便，可減少尿床的次數。

小兒厭食

　　小兒厭食是指長期的食慾減退或消失，以食量減少為主要症狀，是一種慢性消化功能紊亂綜合徵，是兒科常見病、多發病，1～6歲幼兒多見。嚴重者可導致營養不良、貧血、佝僂病及免疫力低下，出現反覆呼吸道感染，對兒童生長發育、營養狀態和智力發展也有不同程度的影響。

　　主要表現為食慾不振、嘔吐、腹瀉、便秘、腹脹、腹痛甚至便血、身體消瘦、毛髮稀疏、煩躁、注意力不集中等。

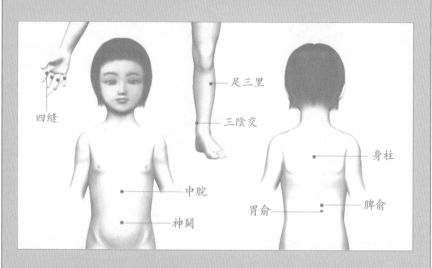

【取穴】

　　中脘：仰臥位，在上腹部，前正中線上，臍中與胸劍聯合部（心口窩上邊）中點。

脾俞：第11胸椎棘突下凹陷，旁開約2橫指（食、中指）處是穴。

身柱：低頭找頸項部最高骨（第7頸椎），向下數3個椎體（即第3胸椎），椎體下凹陷處是穴。

四縫：仰掌伸指，在手指第2～5指掌面的近側指橫紋（向心）的中央。

足三里：小腿外側，外膝眼下3寸（約4橫指）。

胃俞：第12胸椎棘突下凹陷，旁開約2橫指（食、中指）處是穴。

三陰交：在內踝高骨（內踝尖）直上約4橫指處，脛骨內側面後緣，按壓有酸脹感。

神闕：肚臍正中心。

【治療方法】

溫和灸

每穴施灸5分鐘，每日進行1次，以被施灸者感到施灸處溫熱為宜，局部皮膚可有微紅現象。5日為1療程，療程間休息1、2日。

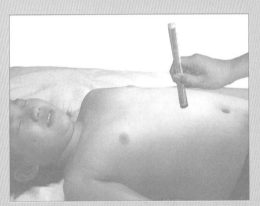

灸中脘

【日常保健】

1. 進食環境要保持良好，不可在進食時有訓斥、爭吵等過激行為。

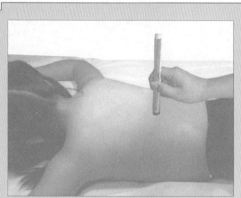

灸脾俞

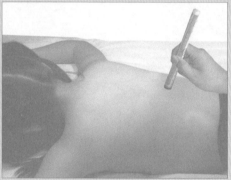

灸胃俞

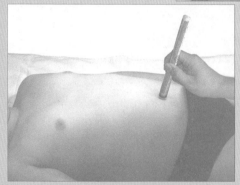

灸神闕

2. 規律飲食，少吃零食，少飲高熱量飲料，定時進食，不可過饑過飽，宜食易消化食物。

小兒營養不良

　　小兒營養不良主要是由於小兒能量和（或）蛋白質不足而引起的一種慢性營養性疾病，常見於3歲以下的嬰幼兒，在我國農村，尤其是邊遠地區，在小兒常見患病種類比例很高。

　　主要表現為精神萎靡，面色蒼白，乏力，納呆，形體消瘦，皮下脂肪減少，肌肉鬆弛，頭髮枯槁，腹大，甚至智力發育遲緩，可伴有凹陷性水腫及其他各種維生素缺乏症狀。

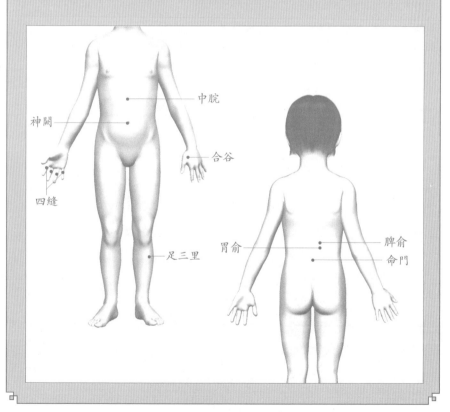

【取穴】

中脘：仰臥位，在上腹部，前正中線上，臍中與胸劍聯合部（心口窩上邊）中點。

脾俞：第11胸椎棘突下凹陷，旁開約2橫指（食、中指）處是穴。

神闕：肚臍正中心。

合谷：以一手的拇指指間關節橫紋，放在另一手拇、食指之間的指蹼緣上，當拇指尖下是穴。或者拇、食二指合攏時，肌肉隆起最高處是穴。

命門：坐位，身體兩側高骨（髂嵴）連線與脊柱相交所在的椎體為第4腰椎，向上推兩個椎體，即第2腰椎棘突下凹陷處是穴。

四縫：仰掌伸指，在手指第2-5指掌面的近側指橫紋（向心）的中央。

胃俞：第12胸椎棘突下凹陷，旁開約2橫指（食、中指）處是穴。

足三里：小腿外側，外膝眼下3寸（約4橫指）。

【治療方法】

溫和灸

每穴施灸5分鐘，每日進行1次，以被施灸者感到施灸處溫熱為宜，局部皮膚可有微紅現象。5日為1療程，療程間休息1、2日。

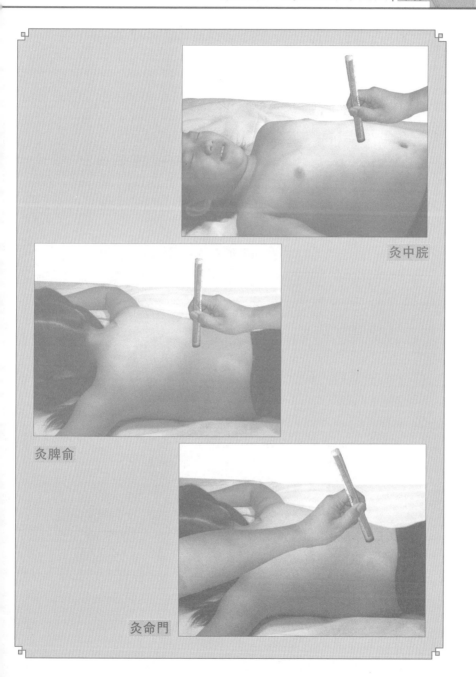

灸中脘

灸脾俞

灸命門

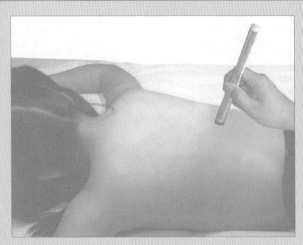

灸胃俞

【日常保健】

　　1. 保證小兒充足睡眠，糾正不良衛生習慣，適當安排戶外活動和體育鍛鍊，以增進食慾，提高消化能力。

　　2. 本病臨床已少見，嬰幼兒盡可能給予母乳餵養。

　　3. 治療期間忌食生冷、油膩食物。

心律失常

　　心律失常是指心臟衝動的起源頻率、節律、傳導速度與激動次序的異常，患者自覺心中悸動、驚惕不安、不能自制的一種病症。

　　主要表現為心悸、心煩或緊張，可伴見胸悶氣短，疲倦無力，頭暈喘促，甚至不能平臥等症狀。心跳過緩一般低於每分鐘60次，心跳過快一般超過每分鐘100次，或時快時慢，或有期前收縮。

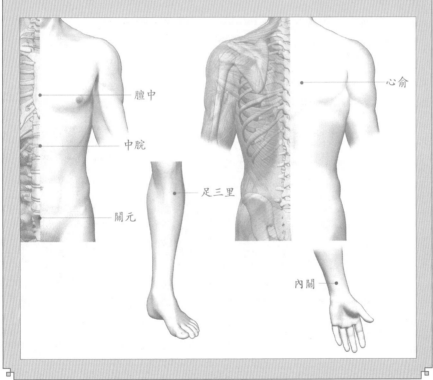

膻中

中脘

關元

足三里

心俞

內關

【取穴】

心俞：第5胸椎棘突下凹陷，旁開約2橫指（食、中指）處是穴。

內關：腕關節掌側第1橫紋中點直上約2橫指處，與外關相對，用力按壓有酸脹感。

足三里：小腿外側，外膝眼下3寸（約4橫指）。

膻中：身體前正中線上，兩乳頭連線中點處是穴。

中脘：上腹部，前正中線上，臍中與胸劍聯合部（心口窩上邊）中點。

關元：臍下3寸（約4橫指）。

【治療方法】

溫和灸

先灸背部穴位，再灸胸腹部穴位，之後再灸其他部位穴位。每穴施灸5分鐘，每日進行1次，以被施灸者感到施灸處溫熱為宜，局部皮膚可有微紅現象。10日為1療程，療程間休息1、2日，長期治療。

【日常保健】

1. 居住環境要安靜，不可過度疲勞，作息時間要規律。

2. 保持心情舒暢，情緒穩定勿激動。

3. 飲食有節，不可暴飲暴食，宜飲食清淡，禁菸酒、濃茶、咖啡等。

第四章

艾灸緩解疼痛

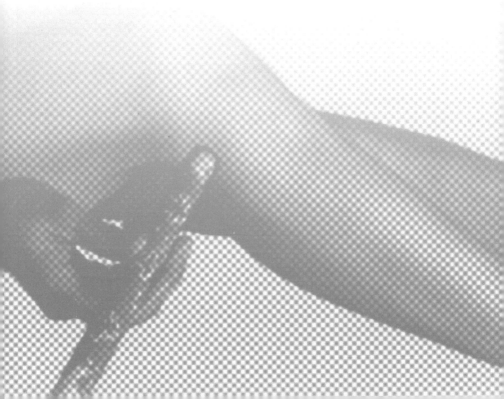

頭 痛

頭痛是患者自覺頭部疼痛的一類病症，多種急、慢性疾病，如眼、口、鼻等頭面部病變和許多全身性疾病均可出現頭痛，其病因複雜，涉及面很廣。常見於西醫學的緊張性頭痛、血管神經性頭痛以及腦膜炎、高血壓、腦動脈硬化、頭顱外傷、腦震盪後遺症等疾病。

1. **外感頭痛**：頭痛連及項背，發病較急，痛無休止，外感表證明顯。

兼惡風畏寒，口不渴，苔薄白，脈浮緊，為風寒頭痛；頭痛而漲，發熱，口渴欲飲，小便黃，苔黃，脈浮緊，為風熱頭痛；頭痛如裹，肢體困重，苔白膩，脈濡，為風濕頭痛。

2. **內傷頭痛**：頭痛發病較緩，多伴頭暈，痛勢綿綿，時止時休，遇勞或情志刺激而發作，加重。

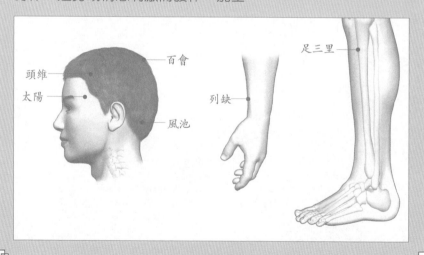

【取穴】

列缺：腕第 1 橫紋上 1.5 寸，前臂掌側面外 1/6 與內 5/6 交界處，橈動脈外側。

百會：頭部正中，兩耳尖連線的交點處取穴。

太陽：眼外角外側，距眼外角約 1 橫指。

風池：耳後乳突尖端稍內上方凹陷處，當胸鎖乳突肌與斜方肌上端之間的凹陷中取穴。

頭維：以手指觸及額角髮際前上部，咀嚼或咬牙時動處是穴。

足三里：小腿外側，外膝眼下 3 寸（約 4 橫指）。

【治療方法】

用艾條施以溫和灸、雀啄灸、迴旋灸交替操作

在百會、頭維、太陽、風池穴各灸 5 分鐘，在列缺、足三里各灸 3 分鐘。以患者出汗為佳。整個過程不超過 30 分鐘。或用艾炷隔物灸（附子片、生薑片、蔥白餅等均可選用），每穴灸 3～5 壯或 5～10 分鐘。每日 1 次，5～7 天為 1 個療程。

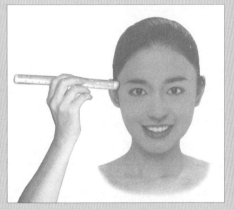

灸太陽

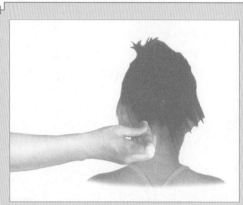

灸風池

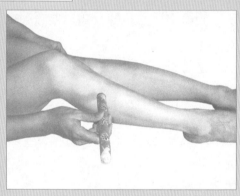

灸足三里

【日常保健】

1. 對於多次治療無效或逐漸加重者，要查明原因，尤其是要排除顱內占位性病變。

2. 頭痛患者在治療期間，應禁菸酒，適當參加體育鍛鍊，避免過勞和精神刺激，注意休息。

3. 頭痛發作時，用適量熱水燙手，水溫70～80℃，一般10分鐘後頭痛會開始緩解。燙手30分鐘後，頭痛可基本消失。

肩膀僵硬酸痛

　　肩膀僵硬酸痛是以肩關節周圍酸痛不適、僵硬，活動受限為主的症狀，多由肩關節周圍炎症引起，係指肩關節囊及關節周圍軟組織因勞損、退行性變、風寒濕侵襲等因素所致的一種慢性非特異性炎症。可見於西醫學的肩周炎、肱二頭肌長頭肌腱炎、肩峰下滑囊炎等。

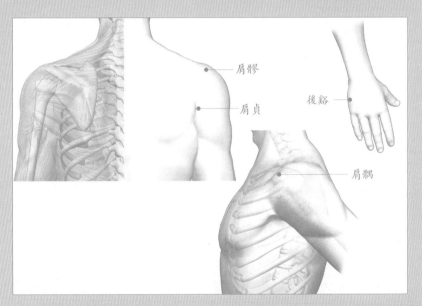

肩髎

肩貞

後谿

肩髃

【取穴】

　　肩髃：上臂外展至水平位，在肩部高骨（鎖骨肩峰端）外，肩關節上出現兩個凹陷，前面的凹陷是本穴。

肩髎：上臂外展至水平位，在肩部高骨（鎖骨肩峰端）外，肩關節上出現兩個凹陷，後面的凹陷是本穴。

肩貞：臂內收時，腋後紋頭直上1寸，按後有酸脹感。

後谿：仰掌，握拳，第5掌指關節後，有一皮膚皺襞突起，其尖端處即是。

【治療方法】

用艾條施以溫和灸、雀啄灸、迴旋灸交替操作

每穴操作5～10分鐘。以患者出汗為佳。整個過程不超過30分鐘。每日1次，5～7天為1個療程。

【日常保健】

1. 本病治療時，早期以疼痛為主，後期以功能障礙為主。頑固性疼痛患者，應排除肩關節結核、腫瘤等疾患。

2. 肩關節疼痛減緩，腫脹消失後，應在醫生指導下堅持關節功能鍛鍊。肩部應注意保暖。

腰　痛

　　腰痛，是指一側或雙側腰部疼痛，甚則痛連脊骨為主症的一類病症。本病常見於西醫的腰部軟組織損傷、腰椎病變及部分內臟病變。腰部疼痛。

　　疼痛在腰脊中部，為督脈病症，疼痛部位在腰脊兩側，為足太陽經證；腰眼（腎區）隱隱作痛，起病緩慢，或酸多痛少，乏力易倦，脈細者，為足少陰經證，即腎虛腰痛。

【取穴】

　　腰眼：第4腰椎棘突下旁開約4指半取穴。

　　大腸俞：第4腰椎棘突下旁開約4橫指取穴。

　　委中：在膝部，膝橫紋中點處取穴。

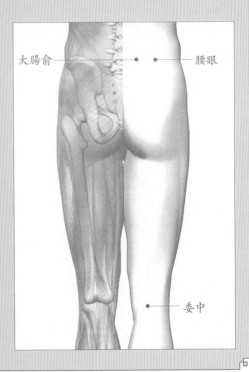

大腸俞　　　　腰眼

委中

【治療方法】

　　用艾條施以溫和灸、雀啄灸、迴旋灸交替操作

　　每穴操作5～10分鐘。以患者出汗為佳。整個過程不超過30分鐘。或用艾炷隔附子餅灸，每

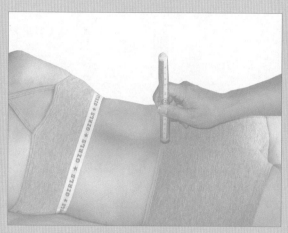

灸腰眼

穴灸3～5壯或5～10分鐘。每日1次，5～7天為1個療程。

【日常保健】

1. 腰痛艾灸治療期間要靜養休息，不做劇烈運動和繁重勞動，糾正不良的立姿和坐姿，節制房事，適當做腰背肌肉功能鍛鍊，注意腰腿部的防寒保暖。

2. 對於椎間盤突出引起的腰痛可配合針灸、推拿、牽引等方法。

手腕、前臂疼痛

手腕、前臂疼痛是以腕部、前臂周圍疼痛、僵硬，活動受限為主的症狀，多由腕部、前臂急、慢性損傷引起。可見於西醫學的腕關節扭傷、腕管綜合徵、橈骨莖突狹窄性腱鞘炎等。

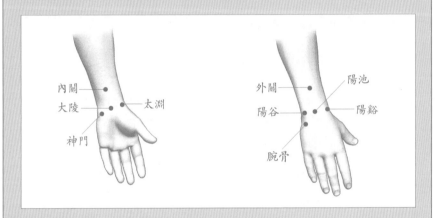

【取穴】

內關：腕關節掌側第1橫紋中點直上約2橫指處，與外關相對，用力按壓有酸脹感。

外關：腕背橫紋中點直上約2橫指處，與內關相對，用力按壓有酸脹感。

神門：腕關節掌側第1橫紋內側端（近小指側）取穴。

陽谷：屈肘，掌心向下，在手掌尺側，腕背橫紋盡端出現皮膚皺褶突起，其尖端為腕骨穴，由腕骨穴直上可摸到兩塊骨

（尺骨莖突和三角骨），在兩骨的中間有一凹陷處取穴。

陽谿：將手掌側放，拇指上翹，在腕背橈側，手腕橫紋上側有一凹陷處，按壓有酸脹感。

陽池：腕背橫紋中點即是本穴。

大陵：腕關節掌側第1橫紋中點即是本穴。

太淵：腕關節掌側第1橫紋外側端（近拇指側）取穴。

腕骨：屈肘，掌心向下，在手掌尺側，腕背橫紋盡端出現皮膚皺褶突起，其尖端為腕骨穴。

【治療方法】

用艾條施以溫和灸、雀啄灸、迴旋灸交替操作

在內關、外關、神門、腕骨穴各灸5分鐘，在大陵、太淵、陽池、陽谷、陽谿穴各灸3分鐘，以患者出汗為佳。整個過程不超過30分鐘。每日1次，5～7天為1個療程。

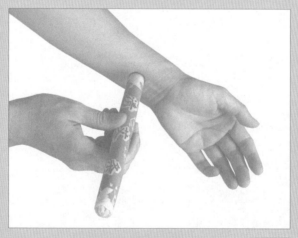

灸內關

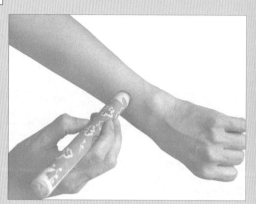

灸外關

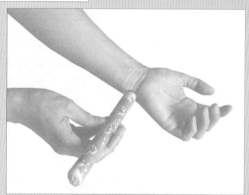

灸神門

【日常保健】

1. 本病治療時，早期以疼痛為主，後期以功能障礙為主。

2. 關節疼痛減緩、腫脹消失後，應在醫生指導下堅持關節功能鍛鍊。

3. 配合上述穴位按摩，對緩解手腕、前臂疼痛有作用，也可用熱水浸泡疼痛處，水溫以不燙傷為度。每天1次，每次30分鐘。

頸椎病

　　頸椎病是指頸椎間盤退行性變及頸椎骨質增生，刺激或壓迫了鄰近的脊髓、神經根、血管及交感神經，並由此產生頭、肩、上肢一系列表現的疾病。

　　表現為頸部酸脹疼痛明顯伴頸部活動受限，肩背僵硬、上肢發涼、頭暈、耳鳴、耳聾等。

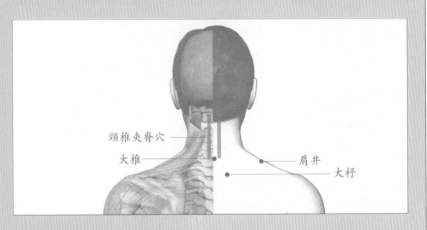

頸椎夾脊穴
大椎
肩井
大杼

【取穴】

　　肩井：在肩上，低頭時頸項部最高骨（第7頸椎）與肩峰端連線中點，向下直對乳頭。

　　大杼：大椎穴往下推1個椎骨，其下緣旁開約2橫指（食、中指）處是穴。

　　大椎：頸部最高骨、第7頸椎棘突下。

頸椎夾脊穴：每個頸椎棘突下旁開半指（拇指）處是穴。

【治療方法】

用艾條施以溫和灸、雀啄灸、迴旋灸交替操作

　　每穴操作5～10分鐘。以患者出汗為佳。整個過程不超過30分鐘。或用艾炷隔物灸，每穴灸3～5壯或5～10分鐘。 每日1次，5～7天為1個療程。

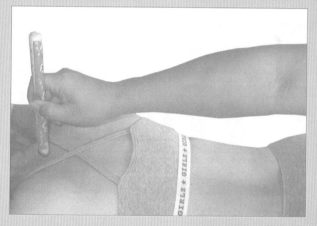

灸大椎

【日常保健】

　　1.睡覺時枕頭的高度要適合，注意肩頸部的保暖。

　　2.適當做頸部前屈、後伸、側屈等方位的運動及放風箏、游泳（仰泳）等體育活動。

落 枕

落枕又名失枕，是指急性單純性頸項強痛，活動受限的一種病症，係頸部傷筋。輕者4～5日自癒，重者可延至數周不癒；如果頻繁發作，常常是頸椎病的反應。

由於睡眠姿勢不正，或枕頭高低不適，或因負重頸部過度扭轉，使頸部脈絡受損；或風寒侵襲頸背部，寒性收引，使筋絡拘急；頸部筋脈失和，氣血運行不暢，不通而痛。

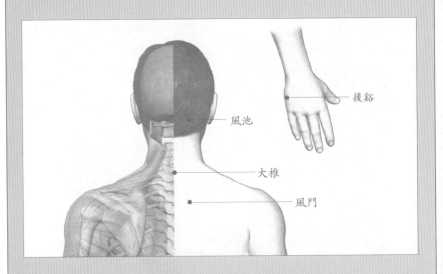

風池

後谿

大椎

風門

【取穴】

風池：耳後乳突尖端稍內上方凹陷處，當胸鎖乳突肌與斜方肌上端之間的凹陷中取穴。

大椎：頸部最高骨、第7頸椎棘突下。

後谿：仰掌，握拳，第5掌指關節後，有一皮膚皺襞突起，其尖端處即是。

風門：大椎穴往下推2個椎骨，其下緣旁開約2橫指（食、中指）處是穴。

【治療方法】

用艾條施以溫和灸、雀啄灸、迴旋灸交替操作

每穴操作5～10分鐘，以患者出汗為佳。整個過程不超過30分鐘。或用艾炷隔物灸，每穴灸3～5壯或5～10分鐘。每日1次，5～7天為1個療程。

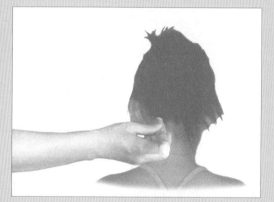

灸風池

【日常保健】

1. 勞逸結合，定時睡眠，枕頭的高低軟硬要適宜，並注意肩頸部的保暖。

2. 針灸治療落枕療效快而顯著，治療的關鍵在於局部取穴，強調「以痛為腧」，遠端穴位要用強刺激，並令患者配合頸項部運動。

肋間神經痛

肋間神經痛是胸神經根或肋間神經受損傷而產生的胸部肋間或腹部帶狀區疼痛的症候群。

表現為一個或幾個肋間的經常性疼痛，時有發作性加劇，有時被呼吸動作所激發，咳嗽、噴嚏時疼痛加重。疼痛劇烈時可放射至同側的肩部或背部，有時呈帶狀分佈。檢查時可發現相應皮膚區的感覺過敏和相應肋骨邊緣壓痛，於肋間神經穿出椎間孔後在背部、胸側壁、前胸穿出處尤為顯著。

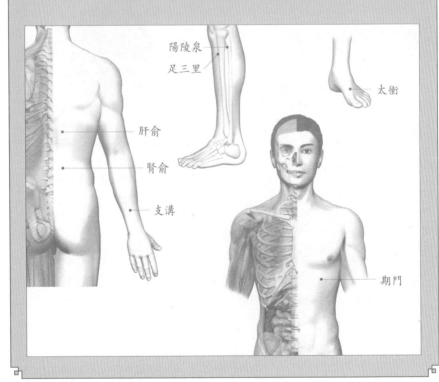

陽陵泉
足三里
太衝
肝俞
腎俞
支溝
期門

【取穴】

期門：劍突下端旁開4寸（約4橫指半）。

支溝：腕背橫紋中點直上約3橫指處。

陽陵泉：在小腿外側，摸到游離的高骨（腓骨小頭）前下方即是本穴。

太衝：由第1、2趾間交叉處向足背上推，至其兩骨聯合緣凹陷中（約交叉處上2橫指）處，即是本穴。

足三里：小腿外側，外膝眼下3寸（約4橫指）。

肝俞：第9胸椎棘突下凹陷，旁開約2橫指（食、中指）處是穴。

腎俞：第2腰椎棘突下凹陷，旁開約2橫指（食、中指）處是穴。

【治療方法】

用艾條或太乙神針施以溫和灸、雀啄灸、迴旋灸交替操作

每穴操作3～5分鐘。以患者出汗為佳。整個過程不超過30分鐘。或用艾炷隔物灸，每穴灸3～5壯或5～10分鐘。每日1次，5～7天為1個療程。

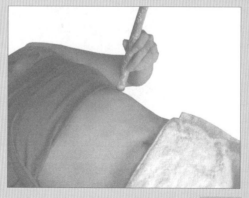

灸期門

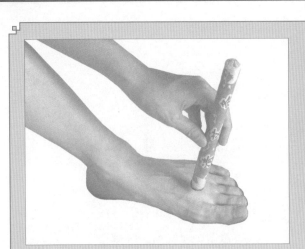

灸太衝

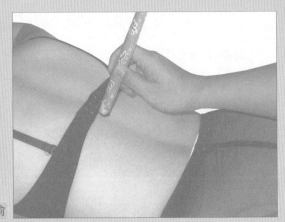

灸肝俞

【日常保健】

1. 急性脅痛應注意查明病因，必要時採取綜合治療。
2. 飲食宜清淡，忌食肥甘厚味。
3. 保持心情舒暢，切忌惱怒。
4. 對上述灸療穴位經常按摩也可緩解疼痛。

膝關節疼痛

　　膝關節疼痛主要是指膝關節遭受扭挫等外傷或勞損，導致關節損傷，以關節腫脹、疼痛、活動困難為主要特徵的一種疾病。本病可發生於任何年齡，常見於西醫的膝關節骨性關節炎、創傷性滑膜炎、側副韌帶損傷等病症。

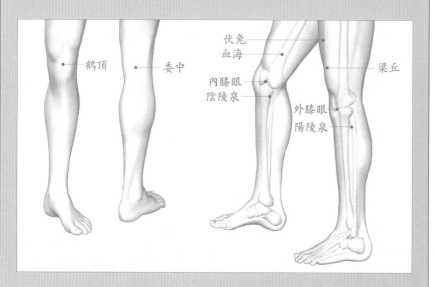

【取穴】

　　伏兔：正坐屈膝90，以手掌後第1橫紋中點按在髕骨上緣中點，手指併攏壓在大腿上，當中指尖端所達處是穴。

　　梁丘：下肢用力蹬直時，髕骨外上緣上方可見一凹陷，凹陷正中處是穴。

陰陵泉：坐位，用拇指沿小腿內側骨內緣（脛骨內側）由下往上推，至拇指抵膝關節下時，脛骨向內上方彎曲之凹陷即是本穴。

陽陵泉：在小腿外側，摸到游離的高骨（腓骨小頭）前下方即是本穴。

血海：屈膝，以左手掌心按於右膝髕骨上緣，第2～5指向上伸直，拇指約成45斜置，拇指尖下是穴。

膝眼：又稱犢鼻穴，側坐屈膝135°，下肢用力蹬直時，在膝蓋內、外側各見一凹陷處是穴。外側稱外膝眼，內側稱內膝眼。

鶴頂：仰臥位，在髕骨上緣正中可觸及一凹陷，按壓有酸脹感。

委中：在膝部，膝橫紋中點處取穴。

【治療方法】

用艾條施以溫和灸、雀啄灸、迴旋灸交替操作

每穴操作3～5分鐘。以患者出汗為佳。整個過程不超過30分鐘。或用艾炷隔物灸，每穴灸3～5壯或5～10分鐘。每日1次，5～7天為1個療程。

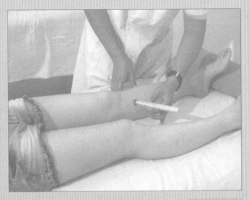

灸陰陵泉

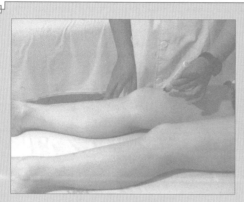

灸血海

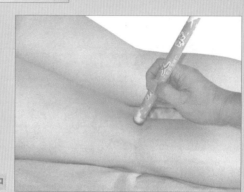

灸委中

【日常保健】

1. 急性期膝關節不宜過度活動。可內服活血化瘀的中藥，外敷具有消瘀止痛作用的藥膏。

2. 對嚴重積液者，可用關節穿刺法將積液或積血抽出，並注入 1% 鹽酸普魯卡因 3～5 毫升及強的松 12.5～25 毫升，再用加壓包紮處理。此法可重複 2～3 次。

3. 患膝注意保暖，避免受風寒濕邪侵襲。慢性期應加強股四頭肌功能鍛鍊，防止肌萎縮。

生理痛

　　生理痛係指女性經期前後或行經期間，出現下腹部痙攣性疼痛，並有全身不適，嚴重影響日常生活者。本病以青年婦女為多見。表現為經期或行經前後下腹部、腰骶部疼痛。

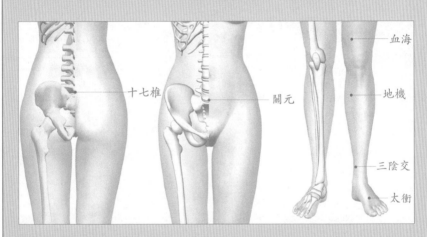

十七椎　　關元　　血海　　地機　　三陰交　　太衝

【取穴】

　　關元：臍下3寸（約4橫指）。

　　地機：陰陵泉穴下約4橫指。〔陰陵泉：坐位，用拇指沿小腿內側骨內緣（脛骨內側）由下往上推，至拇指抵膝關節下時，脛骨向內上方彎曲之凹陷即是本穴。〕

　　十七椎：坐位，身體兩側高骨（髂嵴）連線與脊柱相交所在的椎體為第4腰椎，向下推1個椎體，即第5腰椎棘突下凹陷處是穴。

三陰交：在內踝高骨（內踝尖）直上約4橫指處，脛骨內側面後緣，按壓有酸脹感。

血海：屈膝，以左手掌心按於右膝髕骨上緣，第2～5指向上伸直，拇指約成45°斜置，拇指尖下是穴。

太衝：由第1、2趾間交叉處向足背上推，至其兩骨聯合緣凹陷中（約交叉處上2橫指）處，即是本穴。

【治療方法】

用艾條或太乙神針施以溫和灸、雀啄灸、迴旋灸交替操作

每穴操作3～5分鐘。以患者出汗為佳。整個過程不超過30分鐘。或用艾炷隔物灸，每穴灸3～5壯或5～10分鐘。每日1次，5～7天為1個療程。

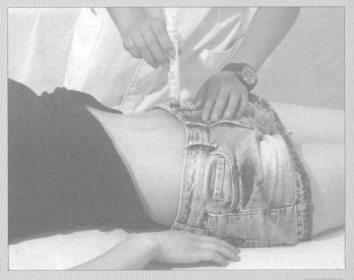

灸關元

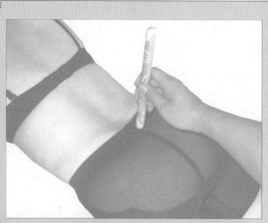

灸十七椎

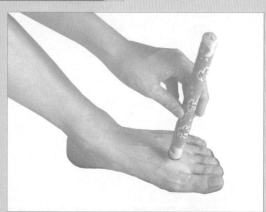

灸太衝

【日常保健】

1. 艾灸對原發性痛經有顯著療效。治療宜從經前3～5天開始，直到月經期末。連續治療2～3個月經週期。一般可連續治療2～4個週期。

2. 經期應避免精神刺激和過度勞累，防止受涼或過食生冷。

小腿肚抽筋

　　小腿肚抽筋主要是指小腿後側肌群因急、慢性損傷，或受風寒濕侵襲引起小腿部肌肉痙攣、疼痛的一種病症。

　　本病又稱損傷性腓腸肌炎、腓腸肌痙攣等。多見於運動員或長時間站立者。此外，少數患者可在游泳、睡眠時發生小腿突然抽筋，或某次劇烈運動後引起疼痛、痙攣。前者可能與小腿受涼有關；後者可能由於運動後乳酸積聚所致。

【取穴】

　　委中：在膝部，膝橫紋中點處取穴。

　　承山：俯臥位，下肢伸直或足跟上提，其小腿肚子（腓腸肌部）出現人字紋，在其下可觸及一凹陷，按壓有酸脹感。

　　承筋：俯臥位，在小腿後側，委中與承山的連線中點下 1 橫指，或小腿後區小腿肚子（腓腸肌部）隆起最高點處取穴，按壓有酸脹感。

　　崑崙：由足外側高骨（外踝尖）往後推至凹陷處（大約當外踝尖與跟腱間的中點）即是本穴。

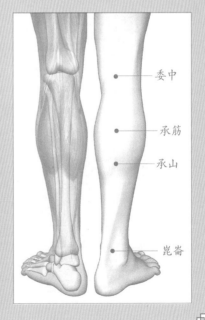

委中

承筋

承山

崑崙

【治療方法】

用艾條施以溫和灸、雀啄灸、迴旋灸交替操作

每穴操作5～10分鐘。以患者出汗為佳。整個過程不超過
30分鐘。或用艾炷隔物灸，每穴灸3～5壯或5～10分鐘。每日
1次，5～7天為1個療程。

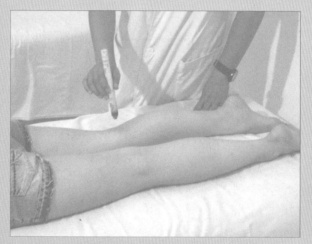

灸委中

【日常保健】

1. 治療期間避免過久行走，小腿不宜用力。局部注意保
暖。

2. 因受涼、游泳時引起的腓腸肌急性痙攣，可立即採用一
手扳踝關節背伸，另一手捏拿腓腸肌的方法使其緩解。

第五章

艾灸美容美體

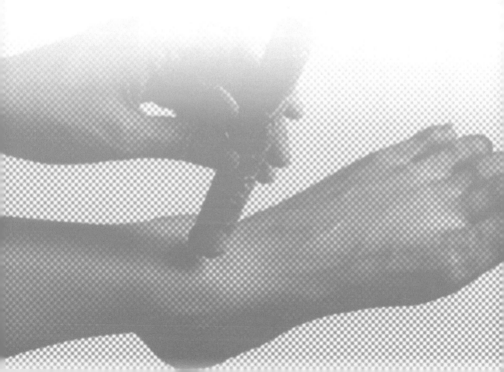

雀 斑

雀斑是常見於面部較小的黃褐色或褐色的色素沉著斑點。因皮損外觀似雀卵上的斑點,故稱雀斑。

皮疹數目、色澤隨季節變化:夏季皮疹增多,顏色加深,冬季相反。多見於皮膚白皙的女子。皮損為淡黃色、黃褐色或褐色斑點,呈圓形、卵圓形或不規則形,如針尖、米粒大小,尤以面部多發,見於鼻、兩頰、手背和軀幹上部。

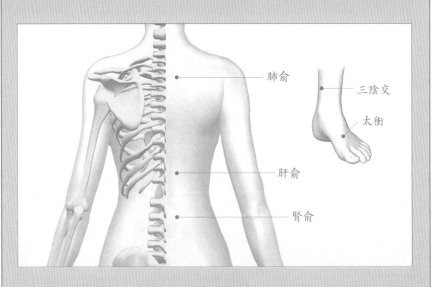

肺俞

三陰交

太衝

肝俞

腎俞

【取穴】

肝俞:第9胸椎棘突下凹陷,旁開約2橫指(食、中指)處是穴。

　　腎俞：第2腰椎棘突下凹陷，旁開約2橫指（食、中指）處是穴。

　　肺俞：第3胸椎棘突下凹陷，旁開約2橫指（食、中指）處是穴。

　　三陰交：在內踝高骨（內踝尖）直上約4橫指處，脛骨內側面後緣，按壓有酸脹感。

　　太衝：由第1、2趾間交叉處向足背上推，至其兩骨聯合緣凹陷中（約交叉處上2橫指）處，即是本穴。

【治療方法】

　　用艾條施以溫和灸、雀啄灸、迴旋灸交替操作

　　每穴操作3～5分鐘。以患者出汗為佳。整個過程不超過30分鐘。或用梅花針每個穴位輕輕叩刺各3～5分鐘，再行溫和灸各10～15分鐘。每日1次，5～7天為1個療程。梅花針加灸，每日或隔日灸1次，10次為1個療程。

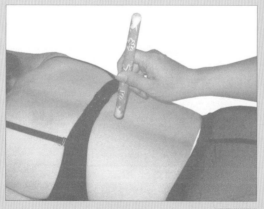

灸肝俞

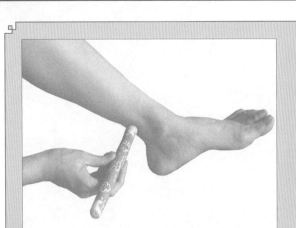

灸三陰交

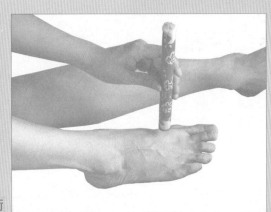

灸太衝

【日常保健】

1. 避免陽光和紫外線照射，夏季外出注意防曬。

2. 洗臉時，在水中加1～2湯匙的食醋，有減輕色素沉著的作用。

3. 保持心情舒暢和良好的休息，生活要有規律，多吃蔬菜和水果。

黃褐斑

　　黃褐斑是一種發生在顏面部的色素沉著斑。表現為皮損常對稱分佈於面部，以顴部、頰部及鼻、前額、頦部為主，一般不累及眼瞼和口腔黏膜。女性多見，尤其好發於育齡期婦女，男性也可發生。

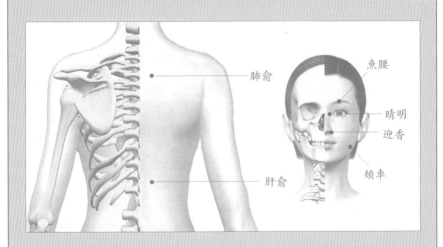

【取穴】

　　迎香：鼻唇溝內緣，鼻孔水平外側0.5寸。

　　魚腰：在前額部，瞳孔直上，眉毛中央處是穴。

　　睛明：正坐，目視前方，手置於內側眼角稍上方，輕輕按壓有一凹陷處，按壓有酸脹感。

　　頰車：側坐，下頜角前上方約1橫指，當咀嚼時咬肌隆起

高點處，放鬆時按之有酸脹感。

肝俞：由平雙肩胛骨下角之椎骨（第7胸椎）往下推2個椎骨，即第9胸椎棘突下凹陷，旁開約2橫指（食、中指）處是穴。

肺俞：坐位，拇指沿肩胛岡外側向內側推至肩胛岡內上緣，兩側內上緣連線與脊柱相交所在的椎體為第3胸椎，第3胸椎棘突下凹陷，旁開約2橫指（食、中指）處是穴。

【治療方法】

用艾條施以溫和灸、雀啄灸、迴旋灸交替操作

每穴操作3～5分鐘。以患者出汗為佳。整個過程不超過30分鐘。或用梅花針每個穴位輕輕叩刺各3～5分鐘，再行溫和灸各10～15分鐘。每日1次，5～7天為1個療程。或用梅花針加灸，每日或隔日灸1次，10次為1個療程。

【日常保健】

1. 在洗臉水中加入食醋一湯匙，趁溫熱濕敷，每次15～30分鐘。日久有促使色素減退作用。

2. 避孕藥易引起黃褐斑，應停止服用；高血壓、糖尿病患者應少吃芹菜、香菜、胡蘿蔔等感光性強的食物。少吃醬油、咖啡等帶深色素的食品。外出注意自我防護。

3. 常食鮮萵苣、蛋黃、芝麻、帶穀皮類等富含維生素E的食物和柑橘、番茄、嫩辣椒、小蘿蔔等含豐富維生素C的食物。

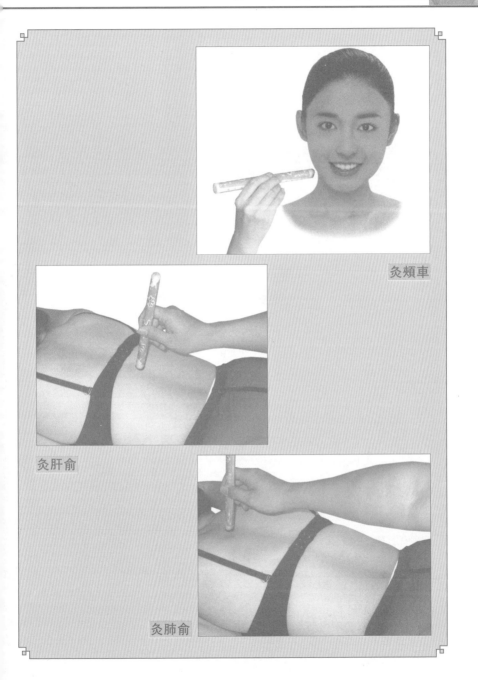

灸頰車

灸肝俞

灸肺俞

肌膚暗沉

肌膚暗沉是指肌膚黑變病，尤以面部較多，是一種多因性的色素沉著病，可發生於任何年齡，尤以30～50歲的婦女多見。臨床以面部的青灰到深灰色色素沉著為主要特點，其主要分佈在前額、顳部、頰部及耳後，可伴有全身症狀，患者常有食慾不振、食後腹脹、倦怠乏力、便溏、脈沉，或面色灰暗不華、疲倦無力、腰膝酸軟，或胸脅脹滿、煩躁易怒等。

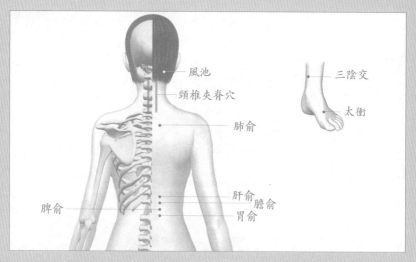

風池
頸椎夾脊穴
肺俞
三陰交
太衝
肝俞 膽俞
脾俞
胃俞

【取穴】

肝俞：第9胸椎棘突下凹陷，旁開約2橫指（食、中指）處是穴。

膽俞：第10胸椎棘突下凹陷，旁開約2橫指（食、中指）

處是穴。

脾俞：第11胸椎棘突下凹陷，旁開約2橫指（食、中指）處是穴。

胃俞：第12胸椎棘突下凹陷，旁開約2橫指（食、中指）處是穴。

風池：耳後乳突尖端稍內上方凹陷處，當胸鎖乳突肌與斜方肌上端之間的凹陷中取穴。

頸椎夾脊穴：每個頸椎棘突下旁開半指（拇指）處是穴。

三陰交：在內踝高骨（內踝尖）直上約4橫指處，脛骨內側面後緣，按壓有酸脹感。

太衝：由第1、2趾間交叉處向足背上推，至其兩骨聯合緣凹陷中（約交叉處上2橫指）處，即是本穴。

【治療方法】

用艾條施以溫和灸、雀啄灸、迴旋灸交替操作

每穴操作5～10分鐘。以患者出汗為佳。整個過程不超過30分鐘。或用梅花針每個穴位輕輕叩刺各3～5分鐘，再行溫和灸各10～15分鐘。每日1次，5～7天為1個療程。梅花針加灸，每日或隔日灸1次，10次為1個療程。

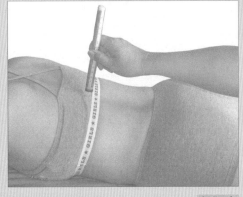

灸肝俞

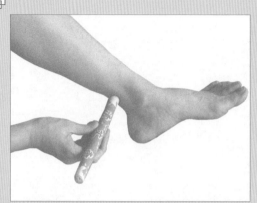

灸三陰交

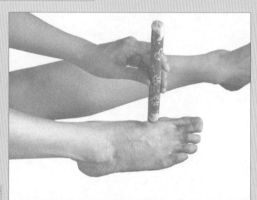

灸太衝

【日常保健】

1. 避免服用光感性藥物及擦含焦油衍生物的化妝品。

2. 注意維生素的補充，如維生素A、維生素C、B群維生素，尤以維生素C更為重要，也可口服維生素E或1%維生素E霜外用以改善皮膚營養。

3. 避免紫外線照射，外出注意防曬。保持心情舒暢，注意勞逸結合。

眼神無光

　　眼是人體重要的器官，它的美表現在形美和神美，形為眼睛的大小、形態等。眼神無光指眼睛的明亮程度、視覺功能以及視覺所表達的情感傳遞減弱。表現為眼神無光，目光呆滯，可伴有眼睛乾澀，易疲勞，面色灰暗不華，疲倦無力，腰膝酸軟，或胸脅脹滿，煩躁易怒等。

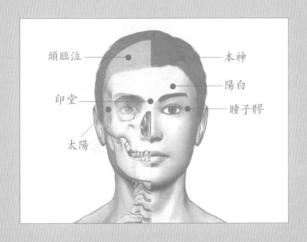

【取穴】

　　本神：正坐位，從眼外角直上入髮跡半橫指處，按壓有酸脹感。

　　頭臨泣：瞳孔直上，入髮跡0.5寸（約半橫指處）是穴。

　　陽白：正坐位，在頭部，目正視，自眉毛中點直上1橫指處，按壓有酸脹感。

瞳子髎：眼眶骨外緣有一凹陷，距眼外角0.5寸（約半橫指處）是穴。

太陽：眼外角外側，距眼外角約1橫指。

印堂：在額部，兩眉頭之中間，向下正對鼻尖。

【治療方法】

用艾條施以溫和灸、迴旋灸交替操作

每穴操作3～5分鐘。以患者出汗為佳。整個過程不超過30分鐘。注意防止燙傷。每日1次，5～7天為1個療程。

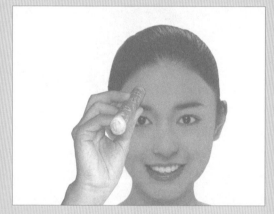

灸陽白

【日常保健】

1. 艾灸配合局部穴位的局部按摩對治療本病有較好的效果。

2. 症狀較重者，及時做眼底及眼壓檢查，排除青光眼、白內障等眼部疾病；CT檢查排除顱內占位病。

皮膚粗糙

　　皮膚粗糙多是因為肌膚水油平衡失調，新陳代謝能力下降所導致的，日常生活中，強烈的紫外線照射、乾燥環境的影響、工作壓力大、不良的生活習慣等因素都會導致皮膚越來越乾燥，長期得不到改善，會出現乾裂粗糙、彈性下降的現象。皮膚粗糙是人體衰老的表現之一，應引起足夠重視。

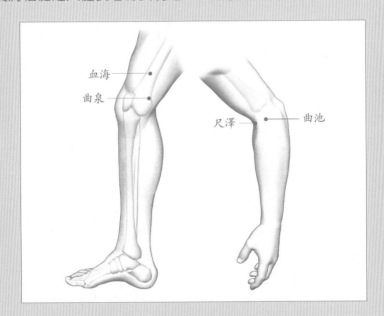

【取穴】

　　尺澤：屈肘，用拇指沿肘橫紋從外（橈）側向內（尺）側觸摸，在肘橫紋處可摸到一條粗大的肌腱（肱二頭肌肌腱），

肌腱的外（橈）側凹陷處取穴。

血海：屈膝，以左手掌心按於右膝髕骨上緣，第2～5指向上伸直，拇指約成45°斜置，拇指尖下是穴。

曲池：屈肘90°，肘橫紋外側端外凹陷中為曲池穴。

曲泉：屈膝端坐，當膝內側高骨（股骨內上髁）後緣，膝橫紋頭上方處即是本穴。

【治療方法】

用艾條施以溫和灸、迴旋灸交替操作

每穴操作5～10分鐘。以患者出汗為佳。整個過程不超過30分鐘。每日1次，5～7天為1個療程。

【日常保健】

1. 皮膚粗糙與維生素A和B群維生素的缺乏有關，適量補充有助恢復身體狀態。

2. 養成良好的生活習慣。熬夜、過度疲勞、飲水不夠等原因都容易導致皮膚粗糙暗沉，改善肌膚狀態需養成良好的生活習慣，飲水充足，正常作息，及時補充水果、蔬菜等營養成分。

青春痘

　　青春痘，又稱粉刺，是一種發生於顏面、胸、背等處，以丘疹如刺、可擠出白色碎米樣粉汁為主要臨床表現的皮膚病，是毛囊、皮脂腺的慢性炎症。

　　初起為疙瘩，形如粟米，多呈分散與毛孔一致的小丘疹或黑頭丘疹，周圍色赤腫痛，用手擠壓，有米粒樣白色粉汁，有的頂部發生小膿疱，有的可形成脂瘤或癤腫。其發病特點是：好發於面、胸、上背部，多見於青春期男女，發育期過後大都又自然痊癒或減輕。成年後的男女也可發病。

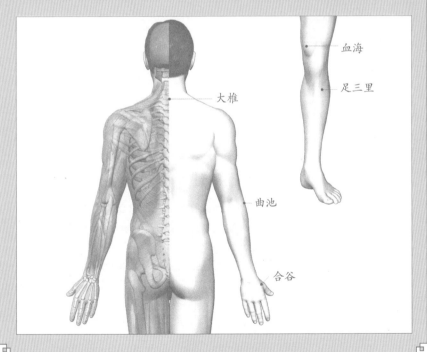

【取穴】

血海：屈膝，以左手掌心按於右膝髕骨上緣，第2～5指向上伸直，拇指約成45°斜置，拇指尖下是穴。

曲池：屈肘90°角，肘橫紋外側端外凹陷中為曲池穴。

合谷：以一手的拇指指間關節橫紋，放在另一手拇、食指之間的指蹼緣上，當拇指尖下是穴。或者拇、食二指合攏，肌肉隆起最高處是穴。

足三里：小腿外側，外膝眼下3寸（約4橫指）。

大椎：頸部最高骨、第7頸椎棘突下。

【治療方法】

用艾條施以溫和灸、迴旋灸交替操作

每穴操作5～10分鐘。以患者出汗為佳。整個過程不超過30分鐘。或艾炷隔薑灸，每次取3～5穴，注意防止燙傷。每日1次，5～7天為1個療程。

【日常保健】

1. 不要過食辛辣、油炸等刺激性食物，多食蔬菜、水果，多飲水，保持大便通暢。

2. 工作注意勞逸結合，保持心情舒暢。

3. 常用溫水和硫黃皂洗臉。

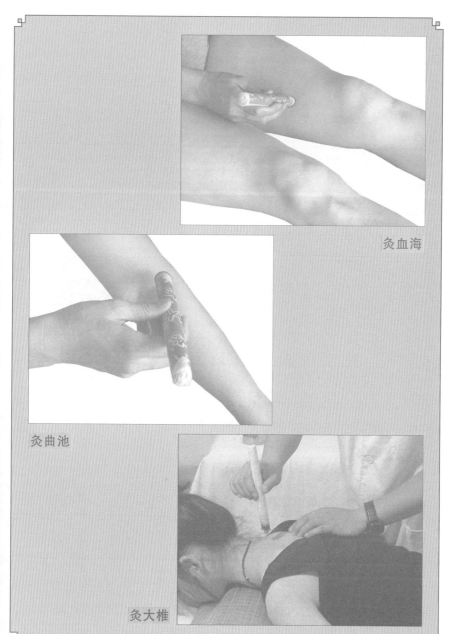

灸血海

灸曲池

灸大椎

皺紋多

愛美之心，人皆有之。在當今社會，人們普遍都希望自己看上去年輕，都在尋求各種方法恢復青春，減少皺紋的產生。

皺紋常出現在眼角、前額等部位。可伴有全身症狀，患者常有面色灰暗不華，肌肉彈性降低，疲倦無力，腰膝酸軟，或頭痛，頭暈，煩躁易怒等。

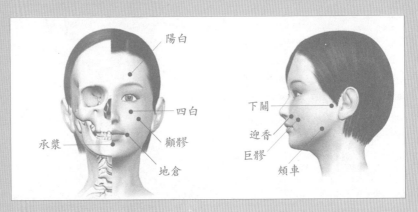

【取穴】

四白：在面部，直視前方，瞳孔直下，沿眼眶向下約半橫指，可觸及一凹陷，按之酸脹。

陽白：正坐位，在頭部，目正視，自眉毛中點直上 1 橫指處，按壓有酸脹感。

顴髎：在面部，眼外角直下，顴骨最高點下緣可觸及一凹陷，按壓有明顯酸脹感。

迎香：鼻唇溝內緣，鼻孔水平外側0.5寸。

頰車：側坐，下頜角前上方約1橫指，當咀嚼時咬肌隆起高點處，放鬆時按之有酸脹感。

巨髎：瞳孔直下做一條垂線，平鼻翼做一條水平線，兩線交點處取穴。

地倉：瞳孔直下做一條垂線，口角旁做一條水平線，兩線交點處取穴。

下關：頰車直上，在顴弓下緣取穴。

承漿：在面部口唇下0.5寸（約半橫指）處是穴。

【治療方法】

用艾條施以溫和灸、迴旋灸交替操作

每穴操作3～5分鐘。以患者出汗為佳。整個過程不超過30分鐘。注意防止燙傷。或隔薑灸神闕穴。每晚9點鐘灸之為佳。每日1次，5～7天為1個療程。隔薑灸每次3～5壯，隔日1次。

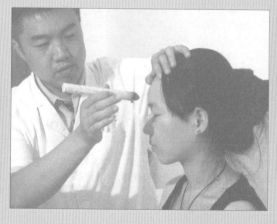

灸陽白

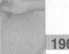

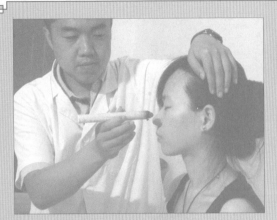

灸四白

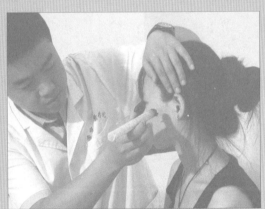

灸下關

【日常保健】

1. 生活不規律為產生皺紋的因素之一，所以要保證充足的睡眠，不吸菸，不嗜酒，養成良好的生活習慣。

2. 適量補充維生素及礦物質，保持飲食物的平衡。

3. 勿清洗過度或使用濕氣機提高濕度，避免皮膚乾燥。

4. 避免臉部直接曝曬在陽光下，易致皮膚脫水萎縮。

眼　袋

　　眼袋是指眼瞼皮膚鬆弛，或眼輪匝肌過度肥厚，以及眶膈內脂肪球堆集，致使眼瞼下垂，局部隆起如袋狀。

　　眼袋皮膚老化通常從30歲開始，隨著年齡增長而日趨明顯。其老化速度具有明顯的個體差異、種族差異，並受到內、外環境綜合因素的影響。

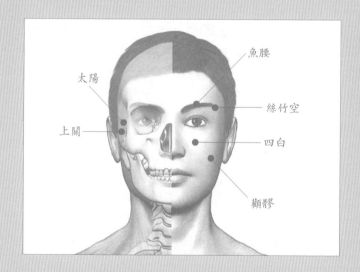

【取穴】

　　絲竹空：在面部，眉梢凹陷中，按壓有酸脹感。

　　四白：在面部，直視前方，瞳孔直下，沿眼眶向下約半橫指，可觸及一凹陷，按之酸脹。

顴髎：在面部，眼外角直下，顴骨最高點下緣可觸及一凹陷，按壓有明顯酸脹感。

上關：在耳前，下關直上，在顴弓上緣取穴。

太陽：眼外角外側，距眼外角約1橫指。

魚腰：在前額部，瞳孔直上，眉毛中央處是穴。

【治療方法】

用艾條施以溫和灸、迴旋灸交替操作

每穴操作5～10分鐘。以患者出汗為佳。整個過程不超過30分鐘。注意防止燙傷。每日1次，5～7天為1個療程。隔薑灸每次3～5壯，隔日1次。

【日常保健】

1. 多按摩眼睛周邊穴位，增加其血液循環加速，以達到眼部周圍氣血通暢。

2. 多攝取魚類、胡蘿蔔、番茄、馬鈴薯、動物肝臟、豆類等富含維生素A和維生素B_2等有益於眼睛保護的食物。

3. 適當合理使用一些眼霜以幫助增加眼部肌膚的彈性，保持眼周皮膚水分。

魚尾紋

　　魚尾紋是指在人的眼角和鬢角周圍出現的皺紋，其紋路與魚兒尾巴上的紋路很相似，故被形象地稱為魚尾紋。

　　魚尾紋是面部皮膚老化的標誌，微笑時由外眥區域放射而出的皮膚紋理。隨著年齡的增加，在靜止休息時也會出現。

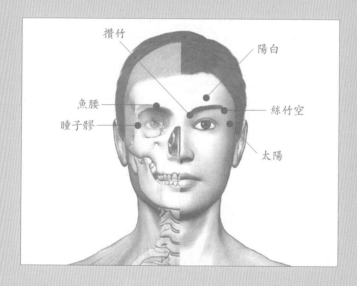

【取穴】

　　絲竹空：在面部，眉梢凹陷中，按壓有酸脹感。

　　陽白：正坐位，在頭部，目正視，自眉毛中點直上1橫指處，按壓有酸脹感。

　　攢竹：從眼內角向上推，眉端有凹陷處。

魚腰：在前額部，瞳孔直上，眉毛中央處是穴。

瞳子髎：眼眶骨外緣有一凹陷，距眼外角0.5寸（約半橫指處）是穴。

太陽：眼外角外側，距眼外角約1橫指。

【治療方法】

用艾條施以溫和灸、迴旋灸交替操作

每穴操作5～10分鐘。以患者出汗為佳。整個過程不超過30分鐘。注意防止燙傷。每日1次，5～7天為1個療程。

【日常保健】

1. 避免日曬；停用避孕藥或鎮靜類藥。用雙手的3個長指先壓眼眉下方3次，再壓眼眶下方3次。3～5分鐘後眼睛格外明亮，每日可做數次。

2. 適當合理使用一些眼霜以幫助增加眼部肌膚的彈性，保持眼周皮膚水分平衡。

3. 改掉日常生活中的一些不良習慣，如經常眯縫眼看東西，或是躺著看書，用髒手揉眼睛等都是不良的習慣，這樣容易使眼睛發生毛病，出現魚尾紋，應加以克制。

脫　髮

　　正常健康人每天平均約掉落100根頭髮，這是屬於新陳代謝的正常過程，不屬於脫髮問題，若脫髮的數目超過100根，屬於脫髮。脫髮會影響外觀，大大削弱脫髮者的自信心，造成極大的心理壓力，故應積極治療。

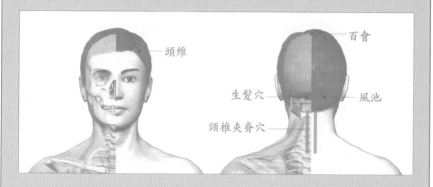

【取穴】

　　百會：頭部正中，兩耳尖連線的交點處取穴。

　　風池：耳後乳突尖端稍內上方凹陷處，當胸鎖乳突肌與斜方肌上端之間的凹陷中取穴。

　　頭維：以手指觸及額角髮際前上部，咀嚼或咬牙時動處是穴。

　　頸椎夾脊穴：每個頸椎棘突下旁開半指（拇指）處是穴。

　　生髮穴：風池與風府（後髮際正中直上約半橫指）連線的中點。

【治療方法】

用普通艾條溫和灸

每穴操作5～10分鐘。以患者出汗為佳。全過程不超過30分鐘。每日1次，5～7天為1個療程。

【日常保健】

1. 艾灸配合按摩效果較好，可改善頭皮供血，促進頭皮血液循環通暢。如用雙手輕緩柔和地從前髮際至後髮際輕輕梳理頭髮，重複5遍，或單手由前向後梳五經（一條督脈，兩條膀胱經，兩條膽經）。

2. 不偏食、不挑食，避免營養失衡。

3. 避免憂思過度、情緒過度緊張。保持豁達、樂觀的生活態度，同時注重自我心態的調整。

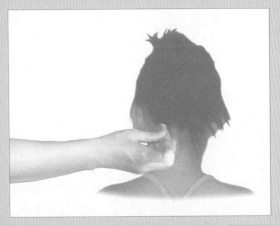

灸風池

白 髮

　　人在正常的生理狀態下，四五十歲後，頭髮會逐漸變白，當然隨著生活節奏的加快，人類頭髮變白的時間在逐漸提前。但是，如果在剛剛進入中年，甚至在青少年時期就出現白髮，即所謂的「少白頭」，或者頭髮發黃、乾枯、灰白則不正常。

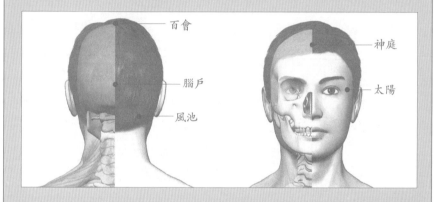

【取穴】

　　腦戶：坐位低頭，在枕部可摸到一骨性突起（枕外隆突），在枕外隆突的上緣凹陷處是穴。

　　風池：耳後乳突尖端稍內上方凹陷處，當胸鎖乳突肌與斜方肌上端之間的凹陷中取穴。

　　百會：頭部正中，兩耳尖連線的交點處取穴。

　　太陽：眼外角外側，距眼外角約 1 橫指。

　　神庭：前髮際正中直上約半橫指是穴。

【治療方法】

用普通艾條溫和灸

每穴操作5～10分鐘。以患者出汗為佳。整個過程不超過30分鐘。每日1次，5～7天為1個療程。

【日常保健】

1. 艾灸配合按摩效果較好，可改善頭皮供血，促進頭皮血液循環通暢。如用雙手輕緩柔和地從前髮際至後髮際輕輕梳理頭髮，重複5遍，或單手由前向後梳五經（一條督脈，兩條膀胱經，兩條膽經）。

2. 經常吃一些有益於養髮烏髮的食物，增加合成黑色素的原料，如黑木耳、豬血等。多攝入含酪氨酸豐富的食物，如雞肉、瘦牛肉、瘦豬肉、兔肉、魚及堅果類食物等。

3. 長期抑鬱寡歡、憂思過度或情緒過度緊張、驚恐常會引起毛髮迅速變白，因此要保持健康、樂觀的生活態度，同時注意自我心態的調整。

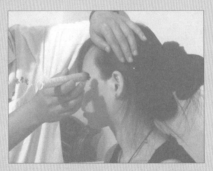

灸太陽

乳房瘦小

　　乳房瘦小多與女性胸部先天發育不良、攝入營養不足、情志等因素有關，影響女性的形體與健康，日久會產生自卑、抑鬱等諸多心理問題。排除乳腺疾病，現已經成為胸部亞健康的重要原因之一。乳房的發育與人的情志是否舒暢、氣血是否暢達有關。當然，腎乃先天之本，藏精，女子「腎氣盛，天癸至」，此時乳房開始發育，因此，女性的乳房與腎氣的盛衰有很大關係。所以乳房的美容保健重在肝、脾（胃）、腎三臟。

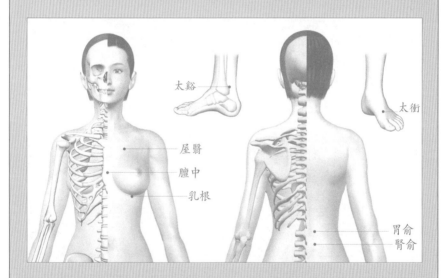

太谿
太衝
屋翳
膻中
乳根
胃俞
腎俞

【取穴】

乳根：從乳頭沿垂直線向下推 1 個肋間隙，按壓有酸脹

感。

屋翳：在胸骨上部略呈高起的地方叫胸骨角，與之相平的肋角為第2肋骨，其下為第2肋間隙，按壓有酸脹感。

膻中：身體前正中線上，兩乳頭連線中點處是穴。

太衝：由第1、2趾間交叉處向足背上推，至其兩骨聯合緣凹陷中（約交叉處上2橫指）處，即是本穴。

太谿：由足內側高骨（內踝尖）往後推至凹陷處（大約當內踝尖與跟腱間的中點）即是本穴。

胃俞：第12胸椎棘突下凹陷，旁開約2橫指（食、中指）處是穴。

腎俞：第2腰椎棘突下凹陷，旁開約2橫指（食、中指）處是穴。

【治療方法】

用艾條施以溫和灸、迴旋灸交替操作

每穴操作3～5分鐘。以患者出汗為佳。整個過程不超過30分鐘。或艾炷隔薑灸，每次取3～5穴，每日1次，5～7天為1個療程。隔薑灸每次3～5壯，隔日1次。

【日常保健】

1. 多吃動物、植物蛋白豐富的食物，如瘦豬肉、牛肉、牛奶、雞蛋和豆類製品等。

2. 保持心情舒暢，積極排除及治療原發病。

3. 生活有規律，注意休息和睡眠，堅持鍛鍊身體。

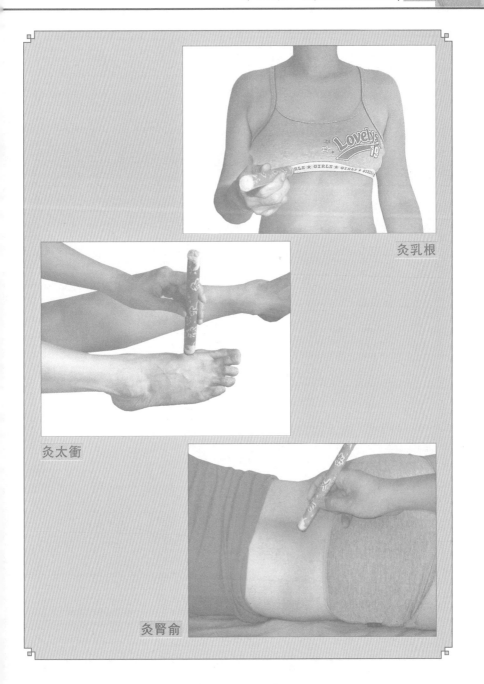

灸乳根

灸太衝

灸腎俞

腹部肥碩

腹部肥碩表現為肌肉鬆弛，贅肉增多，疲倦乏力，動則氣喘、多汗、腰痛、便秘等。

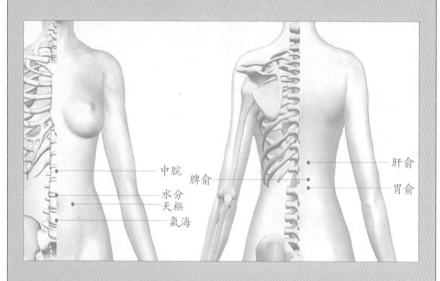

中脘
脾俞
水分
天樞
氣海
肝俞
胃俞

【取穴】

肝俞：第9胸椎棘突下凹陷，旁開約2橫指（食、中指）處是穴。

脾俞：第11胸椎棘突下凹陷，旁開約2橫指（食、中指）處是穴。

胃俞：第12胸椎棘突下凹陷，旁開約2橫指（食、中指）處是穴。

氣海：臍下 1.5 寸（約 2 橫指）。

天樞：坐位或仰臥位，肚臍旁開約 2 橫指處，按壓有酸脹感。

中脘：仰臥位，在上腹部，前正中線上，臍中與胸劍聯合部（心口窩上邊）中點。

水分：從肚臍中心向上量 1 寸（約 1 橫指）處是穴。

【治療方法】

用普通艾條或雷火針灸操作

每穴操作 3～5 分鐘。以患者出汗為佳。整個過程不超過 30 分鐘。或艾炷隔薑灸，每次取 3～5 穴。具體操作時注意選擇合適的施灸體位。每日 1 次，5～7 天為 1 個療程。隔薑灸每次 3～5 壯，隔日 1 次。

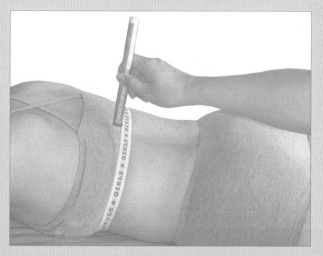

灸肝俞

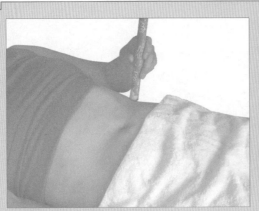

灸天樞

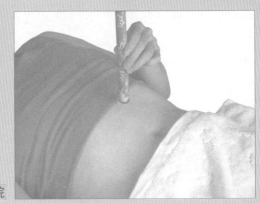

灸中脘

【日常保健】

1. 養成規律的飲食習慣，一日三餐，定時定量，早餐要飽，午餐要好，晚餐要少。

2. 少食或不食零食、甜食、碳酸飲料，減少高脂肪、高熱量食物的攝入，飲食選擇清淡為主，避免暴飲暴食。

3. 適當運動，如從事有氧運動，如散步、騎自行車、游泳等。

腰　粗

　　腰部曲線是身體曲線美的關鍵，腰身若恰到好處，即使胸不夠豐滿，臀不夠上翹，視覺上仍給人曲線玲瓏的美感。腰粗不僅影響美觀，還會影響人的健康，會引起很多疾病。

　　表現為腰部肥胖，腰圍與臀圍之比率高於0.72，呈向心性肥胖（蘋果形）。可伴有全身症狀，患者常有神疲乏力，氣短懶言，舌淡白邊有齒痕，脈弦滑等。

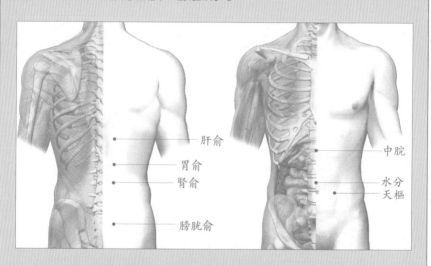

肝俞

胃俞
腎俞

膀胱俞

中脘

水分
天樞

【取穴】

　　肝俞：第9胸椎棘突下凹陷，旁開約2橫指（食、中指）處是穴。

　　胃俞：第12胸椎棘突下凹陷，旁開約2橫指（食、中指）

處是穴。

腎俞：第2腰椎棘突下凹陷，旁開約2橫指（食、中指）處是穴。

膀胱俞：坐位，身體兩側高骨（髂嵴）連線與脊柱相交所在的椎體為第4腰椎，向下推兩個椎體，即骶椎棘突下凹陷，旁開約2橫指（食、中指）處是穴。

天樞：坐位或仰臥位，肚臍旁開約2橫指處，按壓有酸脹感。

中脘：仰臥位，在上腹部，前正中線上，臍中與胸劍聯合部（心口窩上邊）中點。

水分：從肚臍中心向上量1寸（約1橫指）處是穴。

【治療方法】

用艾條施以溫和灸、迴旋灸交替操作

每穴操作3～5分鐘。以患者出汗為佳。整個過程不超過30分鐘。或艾炷隔薑灸，每次取3～5穴，每日1次，5～7天為1個療程。隔薑灸每次3～5壯，隔日1次。

【日常保健】

1. 女性腰、腹部最易囤積脂肪，因此日常生活中要注意多做健美鍛鍊、控制飲食，養成良好的生活習慣。逐漸減輕體重，減少腰腹部脂肪，使腰、臀比率隨之下降。

2. 適當運動，少吃富含脂肪的食物，如速食、油炸食品，多吃蔬菜、水果。

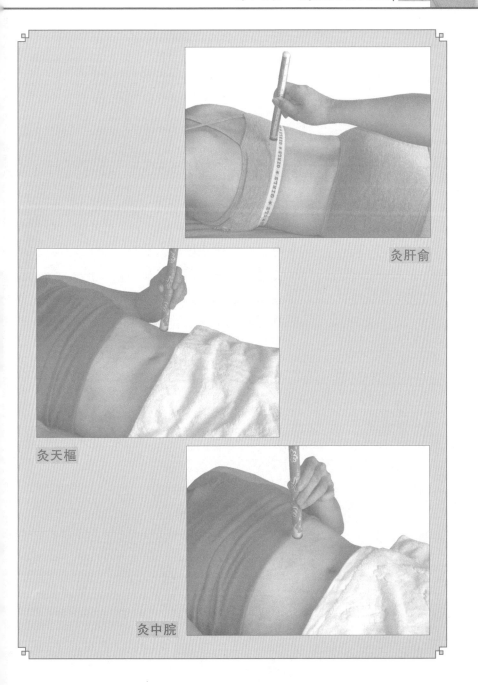

灸肝俞

灸天樞

灸中脘

肥　胖

　　人體脂肪積聚過多，體重超過標準體重的20%以上時即為肥胖症。肥胖症分為單純性和繼發性兩類，前者不伴有明顯神經或內分泌系統功能變化，臨床上最為多見；後者常繼發於神經、內分泌和代謝疾病，或與遺傳、藥物有關。艾灸治療前者效果較好。

　　本病的發生與脾、胃、腎三臟功能失調有關。脾胃功能失常，腎元虛憊則引起氣血偏盛偏衰、陰陽失調，導致肥胖。脾胃虛弱則水濕不化，釀生痰濁；胃腸腑熱則食慾偏旺，水穀精微反被煉成濁脂；真元不足則氣不行水，凝津成痰，遂致痰濕濁脂滯留肌膚而形成肥胖。

【取穴】

　　脾俞：第11胸椎棘突下凹陷，旁開約2橫指（食、中指）處是穴。

　　胃俞：第12胸椎棘突下凹陷，旁開約2橫指（食、中指）處是穴。

　　三焦俞：第1腰椎棘突下凹陷，旁開約2橫指（食、中指）處是穴。

　　天樞：坐位或仰臥位，肚臍旁開約2橫指處，按壓有酸脹感。

　　中脘：仰臥位，在上腹部，前正中線上，臍中與胸劍聯合部（心口窩上邊）中點。

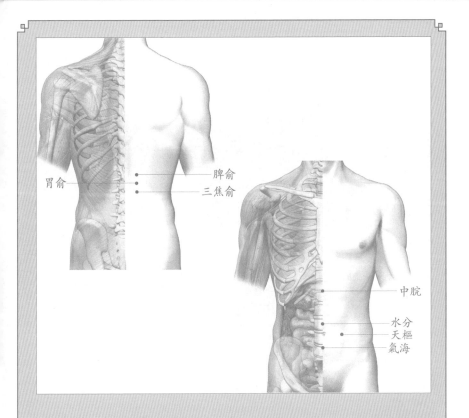

水分：從肚臍中心向上量 1 寸（約 1 橫指）處是穴。
氣海：臍下 1.5 寸（約 2 橫指）。

【治療方法】

用普通艾條或雷火針灸操作

每穴操作 3～5 分鐘。以患者出汗為佳。整個過程不超過 30 分鐘。或艾炷隔薑灸，每次取 3～5 穴。

具體操作時注意選擇合適的施灸體位。每日 1 次，5～7 天為 1 個療程。隔薑灸每次 3～5 壯，隔日 1 次。

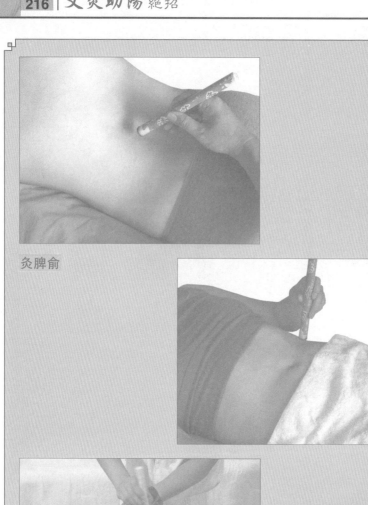

灸脾俞

灸天樞

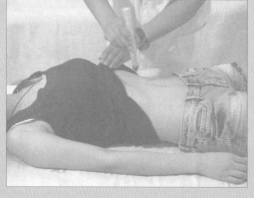

灸中脘

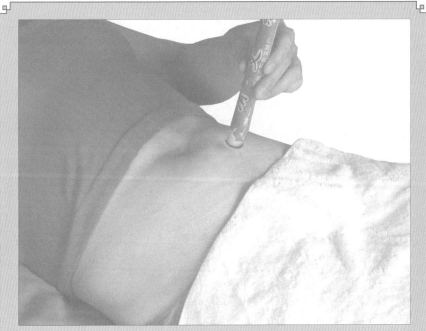

灸氣海

【日常保健】

1. 養成規律的飲食習慣，一日三餐，定時定量，早餐要飽，午餐要好，晚餐要少。進食時宜細嚼慢嚥，充分咀嚼，有意延長用餐時間至20～30分鐘，每餐宜7～8分飽。

2. 少食或不食零食、甜食、碳酸飲料，飲食選擇清淡為主，避免暴飲暴食。

身體過瘦

消瘦是指體重低於標準體重20％而言。可發生於任何年齡，多與遺傳因素、精神因素、自身消化吸收功能、飲食習慣、內分泌疾病以及慢性消耗性疾病有關。

本病可發生於任何年齡，但以中青年女性更為普遍。

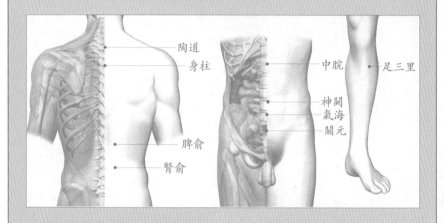

【取穴】

中脘：仰臥位，在上腹部，前正中線上，臍中與胸劍聯合部（心口窩上邊）中點。

關元：臍下3寸（約4橫指）。

氣海：臍下1.5寸（約2橫指）。

足三里：小腿外側，外膝眼下3寸（約4橫指）。

脾俞：第11胸椎棘突下凹陷，旁開約2橫指（食、中指）

處是穴。

腎俞：第2腰椎棘突下凹陷，旁開約2橫指（食、中指）處是穴。

陶道：低頭找頸項部最高骨（第7頸椎），向下數1個椎體（即第1胸椎），椎體下凹陷處是穴。

身柱：低頭找頸項部最高骨（第7頸椎），向下數3個椎體（即第3胸椎），椎體下凹陷處是穴。

神闕：肚臍正中心。

【治療方法】

用普通艾條溫和灸或艾炷灸

每次選5～6穴，每穴操作5～10分鐘。艾炷5～7壯，以患者出汗為佳。整個過程不超過30分鐘。灸神闕時需灸至腰骶部發熱為宜，每日1次，5～7天為1個療程。

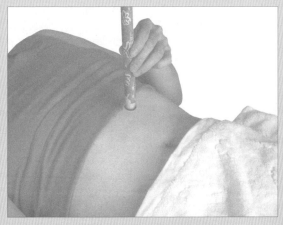

灸中脘

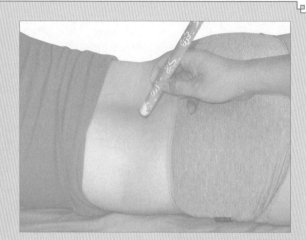

灸腎俞

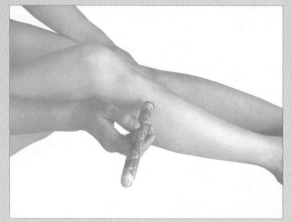

灸足三里

【日常保健】

1. 保持營養均衡，多吃動植物蛋白和脂肪豐富的食物。生活有規律，注意休息和睡眠，堅持鍛鍊身體。

2. 保持心情舒暢和積極、樂觀的生活態度。

大腿、小腿粗

　　腿部所占比例的大小以及腿部的勻稱性是影響整體美觀的重要環節。

　　人人都希望擁有一雙修長的美腿，腿部的長度過短會給人以身材矮小、比例失調的感覺；如果腿部贅肉過多、大腿與小腿粗細不均勻都會影響美觀。

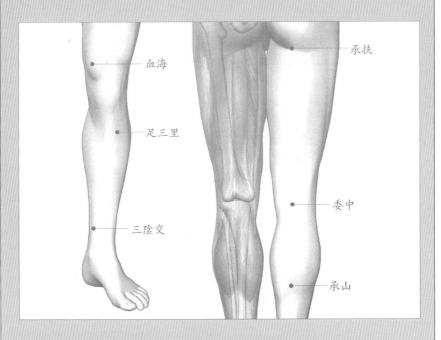

血海

足三里

三陰交

承扶

委中

承山

【取穴】

承扶：大腿後側，臀橫紋中點處是穴。

委中：在膝部，膝橫紋中點處取穴。

承山：俯臥位，下肢伸直或足跟上提，其小腿肚子（腓腸肌部）出現人字紋，在其下可觸及一凹陷，按壓有酸脹感。

三陰交：在內踝高骨（內踝尖）直上約4橫指處，脛骨內側面後緣，按壓有酸脹感。

足三里：小腿外側，外膝眼下3寸（約4橫指）。

血海：屈膝，以左手掌心按於右膝髕骨上緣，第2～5指向上伸直，拇指約成45°斜置，拇指尖下是穴。

【治療方法】

用普通艾條或雷火針灸操作

每穴操作5～10分鐘。以患者出汗為佳。整個過程不超過30分鐘。或艾炷隔薑灸，每次取3～5穴。

具體操作時注意選擇合適的施灸體位。每日1次，5～7天為1個療程。隔薑灸每次3～5壯，隔日1次。

【日常保健】

1. 能使腿部得到鍛鍊的最有效的有氧健身運動是行走、騎自行車、越野滑雪、爬樓梯等。

2. 飲食上要做到低脂肪和高纖維相結合，如多吃些蔬菜和水果等。

歡迎至本公司購買書籍

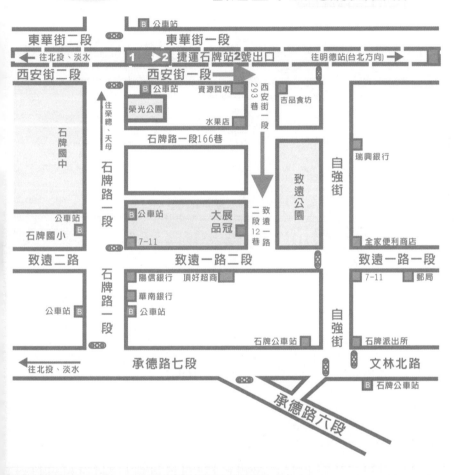

建議路線
1.搭乘捷運‧公車
　　淡水線石牌站下車，由石牌捷運站2號出口出站(出站後靠右邊)，沿著捷運高架往台北方向走(往明德站方向)，其街名為西安街，約走100公尺(勿超過紅綠燈)，由西安街一段293巷進來(巷口有一公車站牌，站名為自強街口)，本公司位於致遠公園對面。搭公車者請於石牌站(石牌派出所)下車，走進自強街，遇致遠路口左轉，右手邊第一條巷子即為本社位置。

2.自行開車或騎車
　　由承德路接石牌路，看到陽信銀行右轉，此條即為致遠一路二段，在遇到自強街(紅綠燈)前的巷子(致遠公園)左轉，即可看到本公司招牌。

國家圖書館出版品預行編目資料

艾灸助陽絕招 ／ 王穎　戴儉宇　王樹東　主編
　　──初版，──臺北市，品冠文化，2017〔民106.10〕
　　面；21公分 ──（休閒保健叢書；42）
　　ISBN 978－986－5734－69－5（平裝；附影音光碟）
1. 艾灸　2. 經穴
413.914　　　　　　　　　　　　　　　　　　106013940

艾灸助陽絕招 附 VCD

主　　編／王穎　戴儉宇　王樹東

責任編輯／壽亞荷

發 行 人／蔡孟甫

出 版 者／品冠文化出版社

社　　址／台北市北投區（石牌）致遠一路2段12巷1號

電　　話／（02）28233123 · 28236031 · 28236033

傳　　眞／（02）28272069

郵政劃撥／19346241

網　　址／www.dah-jaan.com.tw

E－mail／service@dah-jaan.com.tw

承 印 者／傳興彩色印刷有限公司

裝　　訂／眾友企業公司

排 版 者／弘益電腦排版有限公司

授 權 者／遼寧科學技術出版社

初版1刷／2017年（民106）10月

定 價／330元

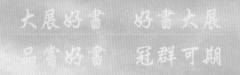

大展好書　好書大展
品嘗好書　冠群可期

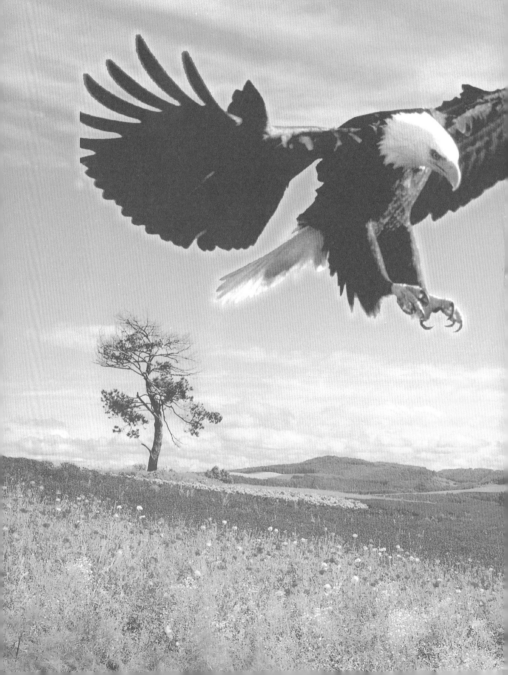